LIGHTEN
MENOPAUSE
HOW TO
SPEND

更年期で人生を好転させる

体と心のセルフマネジメント

日本女性ヘルスケア協会長
鈴木まり

はじめに〜

〝更年期症状〟は当たり前ではない

〝50歳が近づくと更年期症状が出る〟と当たり前のように考えていませんか？　果たしてそうでしょうか。

私はこれまで、20年にわたり「まちの保健室」をテーマに、アーユルヴェーダサロンとジョホレッチというエクササイズスタジオを運営してきました。

お客様は10代から80代までと幅広く、多世代の女性のみなさんのお身体、メンタル、家族関係、性愛に触れる内容まで生活全体のご相談をお受けしています。

お身体の変化やストレス症状で特にご相談が多いのは、40代、50代の更年期世代の方々で、たくさんの方々とお会いしてお話をしていると、症状は実に様々です。

また、まだ症状がない方でも、40代に突入すると将来の更年期症状への不安を抱えるようになる方がとても多いです。

しかし、更年期世代に差し掛かったからといって、必ず身体症状に悩まされるというわけでもありません。年齢を重ねてやせにくくなった、体力がなくなってきたなどのお身体の変化を感じている方は多いのですが、だからといってみなさんが必ず重い更年期症状が出るということではないのです。

全く自覚症状のない方、閉経後には毎月の煩わしい生理がなくなって、むしろ元気になった！という方、肩こりや手汗など軽度の症状だけで気がつけば症状が落ちついている方、肌も髪の毛も艶やかで若々しい方もいらっしゃいます。

かと思えば、みなさんが不安を覚える通り、ドーンと地の底まで突き落とされたかのように気分の落ち込みとイライラを繰り返し、日常のコミュニケーションに支障をきたす方や、激しい発汗とのぼせ、動けなくなるほどの倦怠感、肝斑《かんぱん》、肌のシミなどの見た目でも悩まれる方も多くおります。

この違いは一体なんなのでしょうか。

40代に入ると、徐々に体調の変化を感じるようになり、「自分はどんな更年期症状に悩まされるのだろう」と、まるでロシアンルーレットのような気持ちでいる方も多いのですが、症状が軽度で済んでいる方を見ていると、日常的に食事や運動などの生活習慣を気をつけている、物事の捉え方が前向きといった共通点を発見することができます。

言ってみれば、更年期症状はある程度予防できるものなのです。

つまり、〝更年期症状は当たり前〟ではないのです。

本書では、現在あらゆる更年期症状に悩まされているみなさんが、今あるその症状から少しでも解放されるための対処法と予防法を東洋医学と心理学の分野から解説していきます。

すべての女性が、〝人生の分岐点・更年期〟を活かして、今後の人生をいかに楽しんで歩んでいけるかのヒントにしていただけることを願っています。

日本女性ヘルスケア協会長
鈴木まり

更年期世代の身体と心に効かせる3つのポイント

～からだ～

自分の体質やリスクを知れば、症状の予防や緩和がスムーズに

アーユルヴェーダとフェム傾向の悩みを交えた体質診断で、更年期に起こりやすいリスクを予測。体質に合わせたボディケアや、食養生をとり入れることで、症状の予防・回復がスムーズに。

～こころ～

心の変化や感情の暴走はあって当然。溜めるのではなく、上手に発散する

更年期は、感情のコントロールが難しくなることも。エネルギーを発散し、気持ちを整理するために有効なのが書き出すこと。また変化を受け入れるための発想の転換法を身につけると心が楽になります。

～エナジー～

夫婦関係や恋愛は一生の宝。更年期世代こそ〝トキメク心〟を持つ

更年期はパートナーとの関係のあり方も変化するもの。円満な関係を築くための秘訣、また新しい恋愛に踏み出す際に役立つを心理学を用いて解説します。

CONTENTS

はじめに～〝更年期症状〟は当たり前ではない 002
更年期世代の身体と心に効かせる3つのポイント 005

Part 1

ホルモンバランスに負けない心と身体作り

更年期症状は世界共通ではない 010
忙し過ぎる現代女性 011
育児はアウトソーシング!? 014
夫婦関係と性愛にも影響する更年期 017
更年期症状はやっぱり辛い？ 019
更年期は予防できる！
～〝腎〟の衰えと女性を支える〝陰〟 022
更年期は新しい池を作る再建期間 026
更年期は新しい自分と出会うポジティブイベント 030
更年期のお悩み相談 Case ① 032
更年期のお悩み相談 Case ② 034
更年期のお悩み相談 Case ③ 036
Column 更年期を経験するのは人間だけ？ 038

Part 2

ーからだー自分の身体を知る アーユルヴェーダ診断

尿もれ、膣萎縮、性交痛…あなたはどのリスク型？
3つの体質別プラクリティ診断 040
自分の体質が分かるプラクリティ診断 044
～ヴァータ～行動タイプ：空間と風の体質 046
～ピッタ～情熱タイプ：火と水の体質 048
～カファ～安定タイプ：水と土の体質 050
身体を整える体質別トレーニング 052
トレーニングと合わせて行う呼吸法 053
ヴァータ体質のトレーニング❶
肝経さすり＋ストレッチ＋陰陽呼吸 054
ヴァータ体質のトレーニング❷
お尻ゆらゆら脱力＋スネークポーズ＋陰陽呼吸 056
ヴァータ体質のトレーニング❸
屍《しかばね》のポーズ＋陰陽呼吸＋瞑想 058
ピッタ体質のトレーニング❶
肩のアップダウン＋清熱呼吸 060

ピッタ体質のトレーニング❷
ねじりのポーズ＋陰陽呼吸　062
ピッタ体質のトレーニング❸
幸せ赤ちゃんのポーズ＋陰陽呼吸　064
カファ体質のトレーニング❶
リンパさすり＋開脚ストレッチ＋陰陽呼吸　066
カファ体質のトレーニング❷
後ろ櫓《やぐら》＋温熱呼吸　068
カファ体質のトレーニング❸
立花菱《たちはなびし》のポーズ＋陰陽呼吸　070
Column　白湯が身体にいい理由　072
Column　自分の消化力にあった食べる量を知る　073
更年期薬膳で身体リセット！　074
女性性をアップする〝黒い食材〟　077
薬膳＝料理ではない　078
すべての体質の女性へ！　女性性を上げる潤い薬膳茶　079
3つの食材で簡単！　症状を抑えるお手軽薬膳レシピ　080
更年期世代がやせない3大原因　082
女性ホルモンの減少をゆるやかにする　082
睡眠時間7時間未満は要注意！　睡眠はやせる鍵　084
セックスレスで幸福ホルモンの鈍化　087
〝名器〟を育てるは中年太りを解消する　090
Column　牡丹の花は女性性の象徴　094

Part 3

ーこころー人生を好転させる心の整理整頓法

母性や女性性＝優しさ。は間違い　096
子宮の象徴である残虐神・カーリー　097
あんなに優しかった彼女はいずこへ　099
「嫌い」はなんのためにあるの？　100
人の不幸は蜜の味　102
更年期は我慢ができなくなる　103
感情の起伏への不快感と不安　105
〝おしゃべり〟で脳内に起こること　108
クリエイティブ脳を作る発想の転換　110
人生好転！　メモ活でセルフカウンセリング　112
脳と心を解放するメモ活レッスン　116

メモ・ノートの使い方 118
自分と向き合う心のメモ 120
セルフカウンセリング日記 122
優しい言葉は細胞を活性化させる 128
自律神経を整える〝話し方〟 130
「あなたのために」は嘘
〜見返りを捨てて誰かのためになるように生きる 131
心を苦しめないための三つの方法 135
Column 「ありがとう」は魔法の言葉 138

Part 4

性愛と恋愛法
―エナジー―これから知っておきたい

家族になる＝セックスレス!? 140
実は夫も悩んでいる夫婦関係の再構築 144
オーガズムって何？ 〜陰部のしくみ 147
VIOの処理は必要？ 148
陰部の黒ずみの正体は？ 149
陰部は〝顔〟〜セカンドバージンに備える膣ケア法 150
膣ケア① 洗浄法 151
膣ケア② 保湿法 152
膣ケア③ マッサージ法 153
膣ケア④ 膣内の潤滑を促す 154
多様化するカップル 156
お金がなくてもツン女はモテる！ 159
〝もう一度デートしたい〟と〝長続きする関係〟の違い 161
〝見た目〟は生殖戦争に打ち勝つための武器 164
「身なりは人を作る」
〜偽物は誤魔化しを加速させる 166
〝恋〟は生きる力になる 170
おわりに〜 奥歯の食いしばり 173

Part

1

Menopause

ホルモンバランスに負けない心と身体作り

“若くて美しいことは自然のいたずら。
年をとっても美しいことは芸術です”

エレノア・ルーズベルト

更年期症状は世界共通ではない

これまでに、各国に伝わる伝統療法の勉強やサロンで使うオイルの仕入れなどで30か国以上旅をしてきましたが、日本人が更年期症状で悩む世代の各国の40～50代の女性とお会いすると、〝更年期症状に悩んでいる〟なんて話題はほとんど上がってきません。

話題の中心はもっぱら〝夫以外の若い彼氏〟だったり、子どもからもらったプレゼントの自慢、ホームパーティで振る舞った自身の料理や、夫が工夫を凝らしたテーブルコーディネートだったりと、なんだか明るい話題ばかり！ 何か自身の心配はないかと尋ねても、多少の高血圧やほてりがあるかな？くらいなもので、さほど気にしていない様子です。

海外では医療費が高いので、日本のように少しの心配事ですぐに病院に行くという習慣がないということもありますが、**特にヨーロッパ、南米、アジアの国々では、更年期症状はさほど社会問題にはなっていないのです。**

そして、その日にあったことはその日のうちに消化すべく、家族や友人らと食卓を囲み、豪快にお酒を飲み、ガハガハとよく笑い、よくしゃべり、何があっても「人生それくらいのことはあるでしょ」なんてケロッとしている各国の女性たちを見ていると、やっぱり、更年期症状って当たり前じゃないんだなとつくづく感じます。

忙し過ぎる現代女性

ではなぜ私たち日本人はこれほどまでに〝更年期〟というワードに敏感で、症状に悩んでいる方が多いのでしょうか。**「何かに不安になる」ということは、〝失敗できない環境に身を置いている〟とも言い換えられます。**

例えば、ワンオペ仕事で代わりがいない。どうしても失敗できない仕事がある。弱音を吐いたり頼れる誰かが近くにいない。これらは全部自分ひとりでやらなければならない環境（または心理的環境）にあるので、「体調を崩すわけにはいかない」というプレッシャーが常にあるわけです。

特に40～50代のバブル～就職氷河期を経験してきたX世代で社会でキャリアを積んだ方は、〝仕事は生活のための道具〟という考えではなく、「仕事に生きる」という情熱が強く、仕事中も自分で抱え込む癖がついているような印象があります。

また、寿退社してしばらく専業主婦をされていた方においては、子育ても一段落し社会復帰したものの、バブル期に女性に求められていた仕事と現在の仕事の違いや、ITが進んでからのスピード感と仕事量のギャップに苦労されている方も多いです。

結婚や家庭内の事情についてもこの数十年で随分と変わりました。

近年では、核家族が当たり前となり、晩婚化が進み、30代後半以降のアラフォー期に結婚、出産される方も多くなりました。東京に住んでいると、初産が40代というのも珍しくありません。

アラフォーといえば、社会進出されている方はキャリアも熟す頃です。この頃の年齢まで結婚や出産に踏み込めないのは、日本社会が〝育児とキャリアは両立できないシステム〟である一つの表れだと感じるのですが、その話はさておいて…。40代に入ってくると体力と気持ちの勢いがやや低迷し始める頃にもなってきます。子育てに加え、親の介護へのカウントダウンも始まります。想像しただけでめまいがしますよね。

日本人男性は以前と比べると家事をするようになってきた印象はありますが、夫が家事をすることに対して女性の多くがいまだに、「夫が〝手伝ってくれる〟」と表現します。これは、あくまでも女性が家事育児をこなすことが当然と思っているから出る表現です。

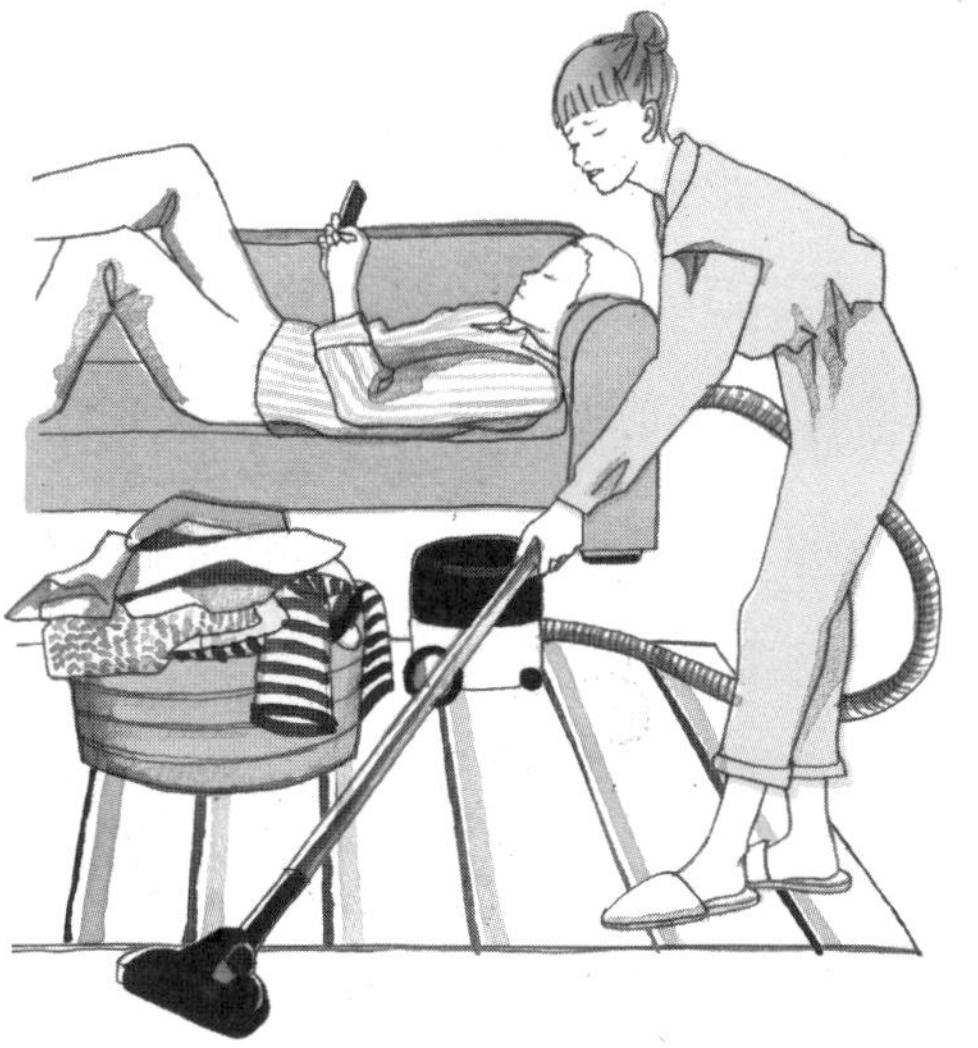

SNSでは「今日は愛する妻の家事休息日で、子どもの送り迎えとご飯は俺担当」と、〝いいね狙い〟で意気揚々と投稿している男性も時折目にしますが、これも結局「特別なことをしている」という意識から投稿したくなるわけで、いかに普段から男性が家事をしていないかという表れにも見えますし、毎日当たり前に仕事、家事に追われている妻からすると「イライラする！」というのは、傍から見ていても思わずうなずいてしまう光景です（苦笑）。

こういったささいなことが「夫には頼れない」と、女性がひとりで悩み事を抱え込む環境を無意識に作っていってしまう原因になるのです。

育児はアウトソーシング⁉

現在、家事育児は当然のように妻たちがこなしていますが、昭和時代前半、かつての妻たちがやらなかったことがあります。それは、育児です。育児はお姑さん、つまり祖母がするものでした。

何しろ国全体が「生産性重視」の時代でしたので、〝嫁は働き手〟として迎え入れられ、腹の空く間がないほど世継ぎをたくさん産んで、産後にはお姑さんに赤子を預けてすぐに家業をこなす。薪割りなどの力仕事以外に家事もほとんど担当し、食事も就寝も一番最後、朝になればまだ暗いうちに一番に起きてカーテンを開けて台所仕事。私の親や叔母たちはこの世代ですので、子どもながらに膨大な女の仕事量を目の当たりにしてきましたし、私自身の幼少期の思い出は、母親ではなく祖母との時間がほとんどです。

このように、実は母親というのは育児をあまりしていない（またはさせてもらえなかった）時代があったのです。

学生時代、日本の歴史を学んでいた際に、教授が**「女性は必ずしも育児がうまいわけではない。もちろん愛情ホルモンの働きから自然とできることはあるけれど、〝子どもを危険から守る〟という行動は男性性だったり父性だったりするので、男性の方が育児がうまい可能性だってある」**という面白いことを話していました。

教授が言うように「女性は育児をやって当たり前。育児がうまくて当たり前ではない」ということを知ることができたら、世の中の女性の心がどんなに楽になるだろう、男性も自身の可能性を見直すチャンスになるのではないかと感じた思い出があります。

昭和時代の話をすると、みなさん「絶対無理」とげんなりした表情で、いかにも今がよい時代になったかのような反応をするのですが、よく思い返してみてください。特にお子さんのいるご家庭のお母さんたち、お姑さんとの同居がなくなったというだけで、結局同じことをしていませんか？　というよりも、むしろ仕事が増えていませんか？

学生のお子さんがいるあるお母さんのお話を聞くと、起床は5時。暗いうちからお弁当を作り始めています。朝食を摂らせて子どもたちを送り出し、仕事に向かって、会社でフル回転した後、帰宅してから洗濯機を回して夕食を作り、子どもの宿題に目を通して、子どもの行事やスケジュールを確認。場合によっては家事の合間にふろしき残業。入浴する頃には23時を回り、就寝は0時過ぎ。そして、週末にだけ夫が家事育児を〝手伝う〟。

これでは寝不足過ぎますし、〝身体を壊して当たり前〟です。ましてや身体が徐々に変わってくる更年期への移行期である40代後半以降の方は、身体的ストレスに環境ストレス、家事疲れと世の中のあらゆるストレスという大きなひょうの塊を傘もささずに真正面から浴びているようなものです。


このような日本人女性を見た中国人の知人が、「家ってみんなのものなのに、なぜ日本では女性だけが家事を全部ひとりでやるんですか。理解できません」と、とても驚いていました。中国では、家事育児も含めて、夫婦ともに働くというのが一般的です。

日本では自己犠牲が美徳とされる風潮がありますが、自分と向き合う時間も、息の抜く間もなくなると、知らず知らずのうちに夫や家族、周囲へ感情的になったりあたりが強くなるというのはよくある話です。夫婦関係でご相談の多いセックスレスはもちろん、夫婦関係だけでなく、家族関係が崩壊する原因にもなりますし、周囲の友達も徐々に離れていき、気がつけばひとりぼっちという方もおります。すべてひとりで抱え込んで体調を壊してしまっては本末転倒です。

核家族化と女性の社会進出が進んだ現在、これまで受け継がれてきた、〝家事育児は女性の仕事〟という考えはここで変えていかなければならない時代になってきています。

家族であってもお互いの時間や考えを尊重する他の国々では、当然のように夫婦の家事育児を分担、要所要所で家事育児をアウトソーシングしてしっかり仕事に没頭できる仕組みもあります。

夫婦共働きであるならば二人三脚での家事育児をする。子どもに手をかけ過ぎず、自分のことは自分でやらせるなど、心身のバランスを崩さないための工夫が絶対的に必要だと強く感じます。知人の言葉通り、家というのは家族みんなのものですから。

夫婦関係と性愛にも影響する更年期

更年期症状はイライラや気分の落ち込み、ホットフラッシュだけではありません。更年期世代から多いご相談の一つに、〝夫婦関係〟についてのお悩みがあります。いわゆる、「セックスレス」についてです。

更年期に入ってからイライラする日が増えて夫婦喧嘩が絶えなくなったなどの精神的な原因もあるのですが、身体的な原因として、性交痛を経験してからセックスレスになるという方も少なくありません。

更年期に入ると、女性ホルモンが減少することにより、陰部の潤い、潤滑が鈍り、挿入されると痛みを感じたり、また、陰部の乾燥がひどいと愛撫の際に爪で傷ついて腫れたりするなどのトラブルも起きやすくなります。

それに加え、50代に入ると膣委縮も始まりますので、なかなかうまくいかず、「ただ痛いだけでオーガズムどころではない、セックスが苦痛！」と感じている方は多いのです。男性も痛がる女性に対して不安を覚え自分からアプローチしにくくなりますし、女性も夫婦のアタッチメントを遠ざけるようになっていきます。

そしてセックスレスが長引くと、「女性としての自信がなくなる」、「愛情不足で不安になる」など、精神的不安にもつながっていきますので、陰部のケア、膣のマッサージ（P.150参照）も更年期のケアとして欠かせないものになってきます。

更年期症状はやっぱり辛い？

実は、私自身〝更年期症状を予習〟した時期があります。不眠不休で働き過ぎて、25歳の時と30代に入ってからしばらくピタッと生理が来なくなった期間が3年半ほどありました。もちろん閉経ではないので厳密には更年期ではないのですが、女性ホルモンの代詞であるエストロゲンの数値がぐんと下がり、発症した症状は更年期症状に悩む常連さんたちに共通するものばかりでした。

投薬によるホルモン治療では顔も身体もブクブクにむくみ、体重も10kg増し。洋服は全部買い替えなければならず不経済。毎日朝から晩まで頭痛と倦怠感に悩まされ、更年期症状で悩むお客様たちと、どうしたものかと慰め合う日々。この時ばかりは「更年期って怖い！」「ホルモン治療怖い！」と心底思いました。

しかも、なかなか治癒に向かわず気がつけば3年半…。〝擬似更年期症状〟に加えて、幼少期から身体が弱ると発症する、顔や全身の湿疹にひどい便秘とありとあらゆる症状に襲われ、外に出るのもしんどくて、生きているのが辛いくらいでした。

子どもの頃からありとあらゆる病院の常連だったのですが、特に皮膚湿疹とただれがひどく、何年も皮膚科に通うも毎回ステロイドを処方され、薬が切れるとまた再発。大学生になり現代医学を学ぶ傍ら、自分の身体とも向き合うようになり、これではラチが明かないと、当時では〝アンチ〟が多かった東洋医学に興味を持つようになりました。

足ツボマッサージが日本で流行していた頃、「足があるなら頭のマッサージもあるのでは？」と思い、調べていくと、アーユルヴェーダという聞き慣れないインドの医学にたどり着きました。その後、半信半疑でアーユルヴェーダを生活に取り入れるようになると、みるみる肌の湿疹は改善され、皮膚科通いから抜け出すことができました。

しかし、今度は過労が原因で婦人科通いの無限ループ。30代半ばに差し掛かろうとする頃にはっとしました。「また根本的に体質改善をしないといけないんだ」と。

再度、体質改善に向けてのスイッチが入ってからは、自律神経とホルモンバランスを整えるツボや経絡を刺激するエクササイズ開発をスタート。併せて、寝起きと寝る前にコップ一杯の白湯、大好きだったコーラや紅茶などのカフェインを控え、なるべくリラックスできるようにハーブティーに切り替えたり、食事の時間と自分に合う食事の量とバランス、睡眠時間の見直しをしたり、アーユルヴェーダや中医学、漢方などの東洋医学を積極的に生活に取り入れていきました。すると今度は頑固な便秘も優しい漢方で出るようになり、倦怠感や寝つきの悪さも一気に改善へ。さらに平熱も1度上がり、風邪を引かなくなりました。気がつけば、生活の見直しとエクササイズ開発から**たった半年で10kgも減量し、エストロゲンの数値は4倍に跳ね上がり、自然に生理も復活！** 40歳目前で25歳の時の体型に戻り、これには自分でも驚きました。

「予防って大事！ 東洋医学の知恵は身を助けるのだ」と実感し、その後は、更年期だけでなく、乳がん、子宮がんを経験しているお客様たちと情報交換をしながら、少しでも抗がん剤の副作用を減らし、体温を上げてこれ以上悪くならないようにするためのケアなど、みんなで一緒に改善への道を歩み始めました。

もちろん、病巣へのアプローチは現代医学の力も必要です。現代医学も人の命を守るために発達した医学ですので、東洋医学と比較することは根本的に間違っています。東洋医学、または予防医学と現代医学はそもそもの得意分野が違いますので、それぞれを総合的にうまく生活に取り入れていく必要があります。

具合が悪いのに「何でもないです」と診断される〝病名のつかない病気〟や、日ごろ出やすい症状には、東洋医学の知恵が身を助けること間違いなしです。

更年期症状は予防できる！ 〜〝腎〟の衰えと女性を支える〝陰〟

現代医学で見る更年期では、40代に入る頃から女性は女性ホルモンのエストロゲンの減少、男性は男性ホルモンのテストステロンが減少していき、様々な症状が出ます。症状に悩む方への治療は、ホルモン補充治療やプラセンタ注射、ひどい肩こりなどにはボトックス注射などが行われ、最近では漢方も併用して処方されます。

一方、**東洋医学で見る更年期とは、〝腎精の衰え〟に着目します**。東洋医学でいう〝**腎**〟**とは、肝、心、脾、肺の五臓六腑を機能させる原動力であり、〝腎精〟は、〝血〟巡り、元気の〝気〟、髪の毛や生殖器へ影響を与える生命の源**です。加齢と共に腎精が衰えると五臓六腑がうまく機能しなくなり、陰陽失調となって様々な症状を引き起こします。

東洋医学では、治療以前に予防を重要視するので、日ごろから陰陽のバランスを取り、発症させないために、腎を補う食事やお茶、マッサージや体操などを生活に取り入れてい

“腎精”と更年期症状の関係性

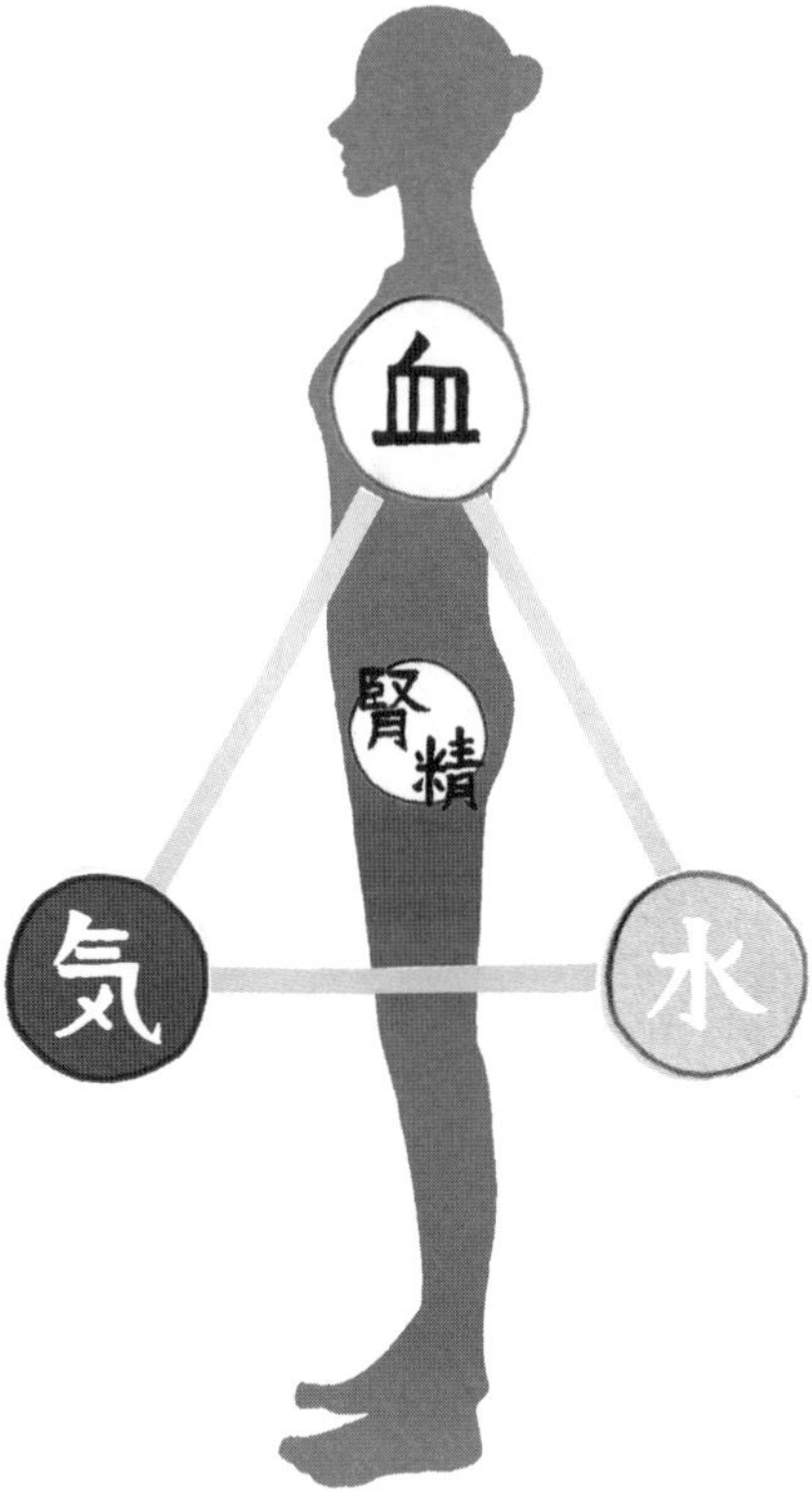

人間の生命活動は、気（生命の活力）、血（血液・栄養素の循環）、水（血液以外の体液。免疫を司る）でできていると考えられています。腎精は腎に貯蔵されているエネルギーで、すべてのバランスを司る源となります。

きます。ですので、東洋医学が浸透している中国では、日本人と比較すると更年期症状で悩む人の数が少ないのです。

東洋医学が予防医学といわれるのはこのためです。

特に中国では、常に一つ前のシーズンから予防に努める習慣があるため、日本の病院で当たり前のように処方されるホルモン補充のシールなどの治療薬に頼ることはほとんどありません。もし症状が出た場合は、その人の体質や症状に合わせて調合をした漢方や、漢方茶などに頼ります。

発症してから慌てるのではなく、年齢を重ねていくごとに身体に変化が出てくるのは分かっていることですから、きちんと身体と向き合って予防に努めることが大切です。

また、中医学や漢方の世界では、女性は〝陰〟でできているという考えがあります。〝陰〟と聞くと、「陰気くさい」「陰キャ」などとネガティブなイメージを持つ方もいらっしゃると思いますが、〝陰〟とは、本来〝潤い〟を示すものです。ですので、陰が弱くなると、血巡りが悪くなり、乾燥や、気の消耗から気分の落ち込みなどの症状も出てきます。

さらに、陰が弱まると、陽が目立つようになり、手汗やほてり、顔の赤みなど陽の症状が現われていきます。これは陽が強くなったわけではなく、陰が弱くなったので陽が目立つようになった症状です。

みなさんおなじみの陰陽太極図は、白が陽で男性を表し、黒は陰で女性を表しています。女性の身体は陰で支えられていますから、**女性性を保つためには陰を補い、陽とバランスを取ることがポイント**です。

加えてPMSがひどかった方、妊娠中や産後に不調が続いた経験のある方、パニック障害や偏頭痛、肩こりなどの自律神経失調症の諸症状を経験してきた方も更年期に差し掛かる頃から症状を訴える方が多いです。つまり、自律神経が乱れやすい方は、ホルモンの変化に敏感になりやすいので、更年期に向けての予防、準備を必ずしていただきたいです。

更年期は新しい池を作る再建期間

「女は7の倍数、男は8の倍数」という言葉があるように、女性は7の倍数の年齢で様々な体調の変化を経験し、男性は8の倍数の年齢で経験していくといわれます。

私自身の身に起こったことを振り返るとやはり7の倍数の年齢はターニングポイントだったように感じます。

特に42歳は加齢加速の節目で、目の下のクマ、たるみ、ほうれい線、白髪、季節の変わり目には体温調整がうまくいかず、27度の夏日にカイロを貼るなんてこともあったり、とにかく色々と変化に富んだ年でした。

お客様を見ていても、手がしびれるほどの重い肩こりや頭痛、血圧上昇、めまいや耳鳴りなどのメニエール病を発症する方も、42歳、49歳、56歳とやはり7の倍数の年齢が多い印象です。

更年期の身体に起こっていることを例えるならば、湖の枯渇からの小さな池の再建とでもいいましょうか。

私たちはこれまで、天から授かった美しい水がいっぱいに張った豊かな湖の辺りで平和に暮らしていたとします。しかし、50年もの間湖の水を使っていると徐々に水がなくなっていきます。そうすると、残った水を大切に使わなければならないので、水を飲むのも洗濯をするのも少しずつ我慢をしていかなければなりません。喉も渇きますし、暮らしも不自由になっていきます。それでもまだこの先の50年を生きていかなければならないので、今度は贅沢をしなくても生きていけるだけの水を確保するための新しい小さな池をつくっていかなければなりません。

更年期は、新しい池ができるまでの、ワクワクしながらもちょっと不自由な生活をしている再建期間のようなものです。

これは今までの健康で元気だった身体が当たり前ではなかったことに気がつき、これまでの健康な身体に感謝をし、これからの人生をどう過ごしていくか、どんな新しい池ができるのか、つまりどんな新しい自分に出会えるのかという、自身と真剣に向き合う時期でもあります。

そして、**良質な水を得るには良質な土で池を作らなければなりません。その土となるのが、私たちの身体でいう食事や睡眠などの生活習慣です。**

この変化の時期を、大きなストレスと取るのか、新しい気づきと取るのかは自分次第です。私は、人生のイベントとしてこの時期にある変化を現在楽しんでいる最中です。眉間のシワを見れば、はぁーっと一瞬ため息が出るものの、それだけ思慮深く物事を考えてきたということです。

鏡を見た時に、笑いジワやほうれい線にファンデーションがよれてしまって嫌だなと思うかもしれませんが、それだけ幸せを感じ、一緒に笑える家族や仲間がいたという証拠です。

初めて経験する体調の悪さは、今まで周りにそのような人がいても理解できなかったことでしたが、今は経験を積んで、同じように悩む人に寄り添えるようになります。

もちろん、不健康な生活習慣は、様々な不調や老け顔、病気のもとになってしまいますので健康的な生活習慣を身につけて、今ある自然の健康的な美しさを身につけるということが大切です。

「変化がある」というのは、これまで出会ったことのない自分との出会いでもあります。つまり、自分自身と向き合うチャンスがきたということです。体調の変化は、自分の身体と向き合って、これから新しい人生を切り開いていこうねというサインです。

更年期という大イベントを、よくするのも、悪くするのも自分次第！ ならば絶対によい方へ進みたいですよね。

本書を手に取ってくださった読者の皆さん、一生に一度きりの経験（長いかもしれないし短いかもしれませんが）を、人体の不思議を楽しみながらチャンスに変えていきましょう。それが「徳を積む」ための第一歩になるかもしれません。

更年期の心得

その1：更年期は人生好転に向けてのイベント
その2：更年期は自分を見つめ直すチャンス
その3：更年期は人生を豊かにしてくれる

更年期は新しい自分と出会う ポジティブイベント！

更年期＝全部が悪いわけじゃない、ずっと悪いわけじゃない！
予防法を知れば、必ず楽になれますよ！

☑ 不眠

カフェインや刺激物に注意。ベッドではスマホを手放して。

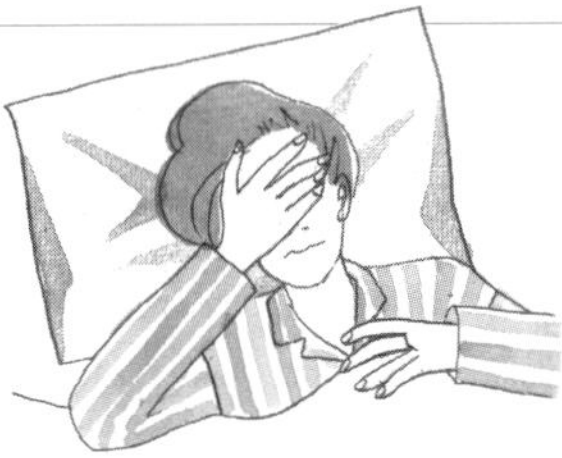

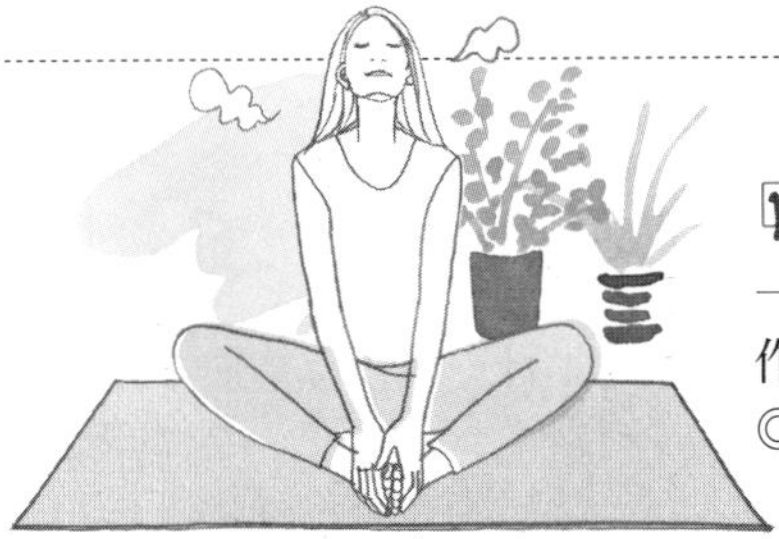

☑ イライラ

一人でゆっくり過ごす時間を作って。運動で発散するのも◎。

☑ 肩こり、首こり

無意識に緊張しやすいタイプかも。肩の力を抜いて深呼吸しよう。

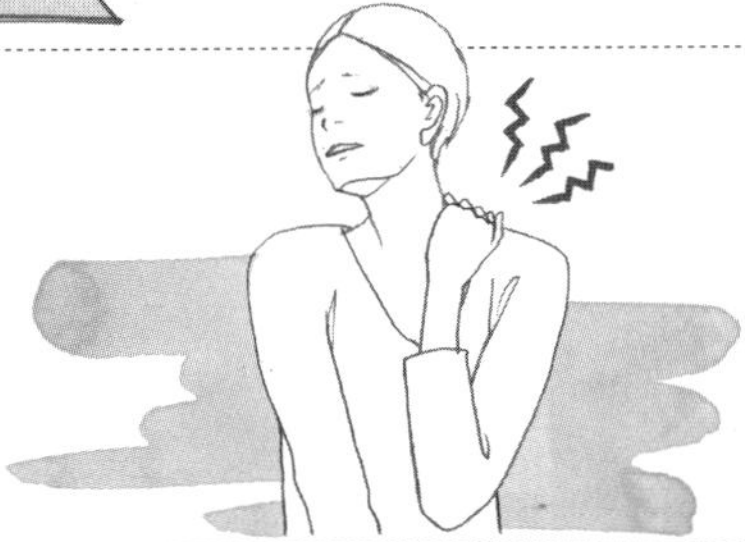

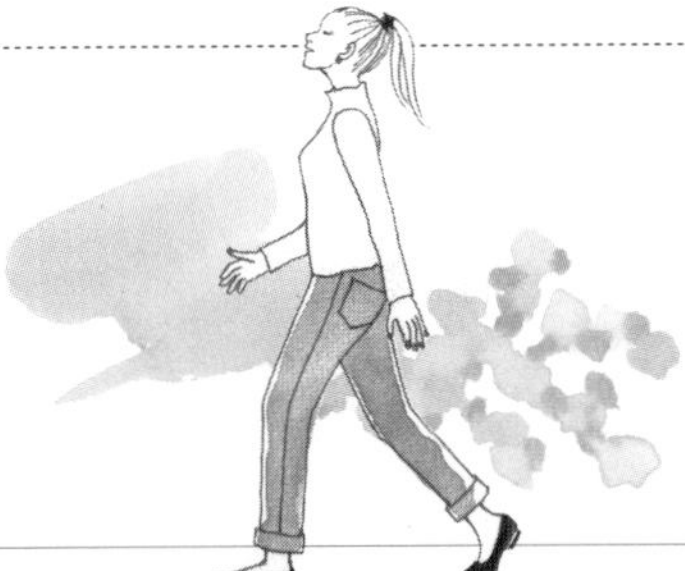

☑ 気分の落ち込み

今日は思い切って仕事や家事を休んで、のんびりお散歩！

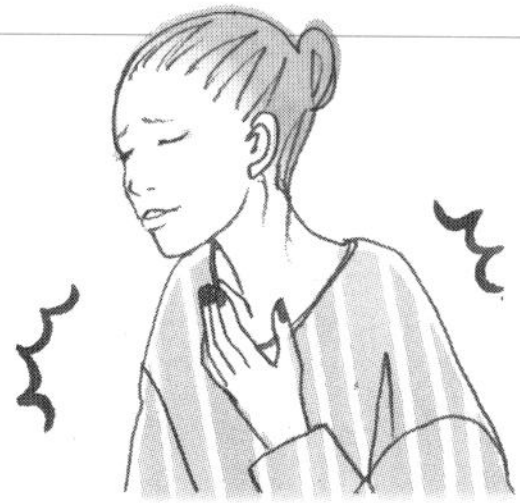

☑動悸

慌てず、まずはゆっくり深呼吸。気持ちを落ち着かせよう。

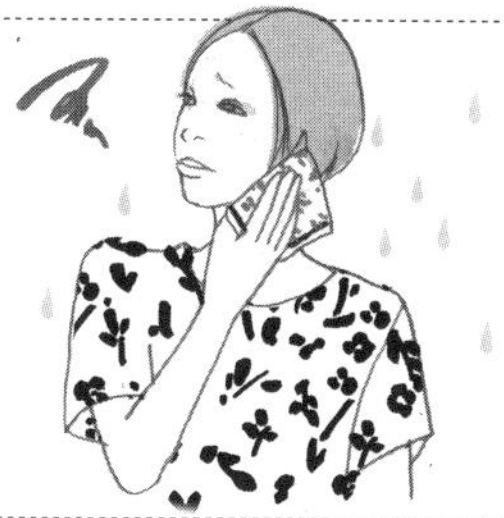

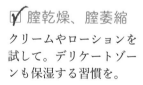

☑多汗

冷えとは無縁になった！　汗の成分で美肌になるかも？

☑膣乾燥、膣萎縮

クリームやローションを試して。デリケートゾーンも保湿する習慣を。

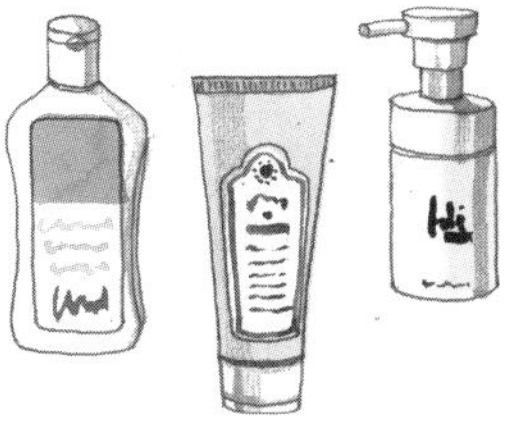

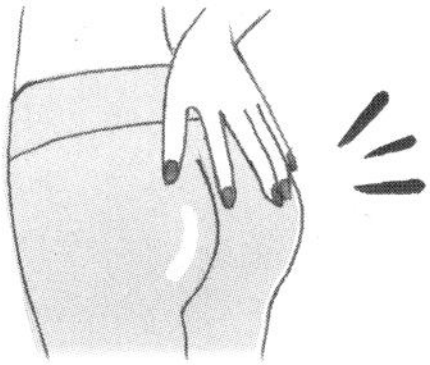

☑尿もれ

骨盤底筋群を鍛えてみよう！　ヒップアップもついてくる！

更年期のお悩み相談 Case 1

イライラと気分の落ち込みが続く上に仕事が失敗続きでうつ状態に

幸恵さん（仮名）56歳

「仕事に行くとまた失敗するのではないか、どうしてあんな単純なこともできないのだろうとすごく落ち込んでしまって前向きになれないんです。寝ようとするといろんなことを考えてしまってほとんど眠れません」。

幸恵さんは、閉経してから軽度の頭痛とめまいがありましたが、生活に支障が出るほどではありませんでした。

しかし、この1年で家庭内は大きな変化の時期を迎えました。認知症を発症した両親の介護がスタート。未婚で一人っ子の彼女には頼れる家族は誰もおらず、両親の世話、病院や施設への送り迎え、フルタイムの仕事、実家の家事もすべてご自身でこなしていました。

完全なるキャパオーバーです。時間に余裕がなく、休む間もない。精神的な余裕もなくなり、疲労が慢性化して集中力も途切れて凡ミスも増える。すると上司に叱られ自分に苛立ったり、気分が落ち込んだり…負のスパイラルです。仕事で小さなミスが増えるというのはうつの初期症状ではよくあることです。

幸恵さんは早口で呼吸も浅く、腰から背中、首にかけても鉄板のように張っており、交感神経優位でずっと気が張った状態だと分かります。

これはPart 2のアーユルヴェーダ診断の「行動」タイプに見られる症状です。閉経以降にバランスを崩しやすくなる体質なので、このレベルを下げる生活が必要になってきます。

Part 2で詳しくお話ししますが、腹式呼吸を習慣化する、トイレに行った際には身体を揺らして意識的に肩の力を抜き、肝経さすりやストレッチをする（P.54）、寝る前に大きな筋肉をストレッチする（P.56）、セロリなどの香りのあるものを食べる、カフェインとアルコールをいったんやめるなどです。

このようなことに気をつけた結果、幸恵さんは現在では心療内科で処方された向精神薬は卒業し、加味逍遙散という漢方のみで体調も改善しています。

更年期のお悩み相談 Case 2

更年期上司からのハラスメントで過度なストレスを経験

靖枝さん（仮名）

「更年期を迎えた妻、または母が凶暴化して手に負えない」というご家族からの相談も多いのですが、更年期世代の上司からのハラスメントを経験する方もとても多いです。

靖枝さんは、長年病院に勤務をしており、ずっと一緒に働いてきた看護師長から集中的に暴言などのハラスメントを受けるようになりました。以前から関係があまりよくなかったのかと尋ねると、以前はコミュニケーションもよく取れており、一緒に飲みに行くこともあったと言います。それがここ最近になって急に人前で仕事のミスを大声で指摘されたり、名指しで暴言を吐かれたり、挨拶しても無視され、嫌な物言いをされるようになりました。

ハラスメンターである看護師長の特徴をよく聞いてみると、更年期世代の女性で最近はずっとイライラしている様子だと言います。

ハラスメントを受けるようになって2か月が経過する頃、靖枝さんは就寝中に突然胸が苦しくなり眠れなくなりました。また発作が起こるのでは、夜になるのが不安で仕方なくなり、循環器科を受診しましたが、問題なしという診断でした。

こういった職場でのハラスメントがトラウマになると、通勤途中の電車の中で急な動悸に襲われパニック発作を起こす、睡眠時に胸のあたりがチクチク痛い、喉に圧迫されたような違和感を覚えるなどのストレス症状が出る方が多いです。

更年期症状でイライラしている本人も辛いはずですが、その周りの方々にも影響を与えるのが更年期〝障害〟の特徴です。

「更年期だから」「情緒不安定で…」を理由にすれば、何をしても許されるということはありません。更年期であろうと病中病後であろうとハラスメントはハラスメント。加害者にならないためにもやはり予防とケアは絶対的に必要です。

ハラスメント被害者は口をそろえて、「ああはなりたくない」と言います。人のふり見て我がふり直せとはよく言ったものです。

更年期のお悩み相談 Case 3

一回り年下の彼氏ができたのに セックスがうまくできない…

万里江さん（仮名）54歳

「せっかく久々のデートだったのに痛くて最後までできなかったの。私、振られちゃうかな」。

3年前に離婚を経験して中学生の娘を女手ひとつで育てているシングルマザーの万里江さん。離婚後、仕事で知り合った一回り年下の彼とは交際半年ほど。娘が生まれて以来、夫とは10年以上セックスレスになっていたので、今の彼でセカンドバージンを経験しました。

万里江さんは52歳で閉経して以降、潤滑が鈍っている上に、膣委縮も始まって間口が狭くなり、せっかく新しい恋を見つけたのにセックスの挿入時に痛みを感じて途中で断念するようになっていると悩んでいました。

日本人カップルのほとんどがセックスレスになります。その理由は追ってお話ししますが、離婚率が上がり、カップルの多様性化が加速してきたこの頃では、万里江さんのように新しい恋に踏み出した途端に、これまでのセックスレスの壁に悩まされる方も増えています。

身体は使わないと退化していくものですし、年齢を追うごとに膣委縮や潤い低下はどうしても起きてきますので、お顔のエイジングケア同様、膣のマッサージや潤いケアも大切になってきます。

日本では〝大人のおもちゃ〟として、お店の奥の方にカーテンを引かれてひっそりと置かれているフェムグッズですが、ヨーロッパでは、膣マッサージで使用するバイブや潤滑剤は保険適応で医薬品に分類されます。ですので、こういった専用のフェムグッズでのマッサージや、デリケートゾーン用のアイテムを使った保湿というのも重要になります。

また、女性性を引き上げるには、〝陰〟の力が必要になってきますので、食事で〝陰〟を補うというのも、更年期症状の予防とエイジングケアに効果的です。

Column

更年期を経験するのは人間だけ？

更年期を経験する霊長類は人間だけなのでしょうか。それは、イエス。動物の多くは閉経と共に寿命が尽きますので、現代において、そもそも閉経を経験する霊長類は人間だけだといいます。なぜ私たち人間（現代人）は閉経した後も生き続けることになったのでしょうか。しかも、閉経する時、卵子が枯渇しているわけではなく、卵子の数はまだ妊娠できるくらいあるのです。

「なぜ閉経するのか」は科学の世界では未だ謎ですが、医学の進歩と飽食の時代と共に寿命が延びたのにしたがって精子の数が減ったり、少子化に進むというのは地球全体の生物のバランスを取るための変化のようにも感じます。

また、人生 100 年時代の今、仮に死ぬまで生理があって妊娠する可能性があるとすると、やっぱり人間が増え過ぎてしまいますし、母子ともに命に関わる危険因子が多くなってしまいます。ですので、閉経後は、社会的にもっと違う役割があてがわれているように感じます。

Part

2

Body

―からだ―
自分の身体を知る
アーユルヴェーダ
診断

“幸福とは、考えること、
言うこと、することが
調和している状態である”

マハトマ・ガンディー

尿もれ、膣委縮、性交痛…あなたはどのリスク型？ 3つの体質別プラクリティ診断

アーユルヴェーダ、中医学、漢方などの予防医学と呼ばれる東洋医学は、現代医学の集団医療とは違い、各個人の体質を診て、症状の原因が何からきているのかを診断してから治療方針が決まります。

例えば、長引く頭痛を発症していた場合、現代医学では痛み止めを処方したり、予防注射を施すのが一般的です。しかしアーユルヴェーダでは、「なぜそのような症状が出ているのか、どんな病気のリスクが高い体質なのか」を見極めて、お風呂の温度や入る時間、食べるものと量、睡眠の取り方、ヨガの種類やストレッチ、呼吸法まで具体的に生活の見直しをしていきます。

例えば、熱を帯びやすい体質の人には、熱こもりが原因の頭痛と診て、清熱効果のある食事を摂ることや熱い風呂は避けるなどのアドバイスをし、身体の熱を逃がすオイルでマッサージをします。また逆に、身体が冷えやすく、血の巡りが悪くなりやすい体質の人

には、前者とは真逆に身体を冷やす砂糖類や粘り気の強い食事を控え、熱めのお風呂に入るようにアドバイスをし、身体を温めるオイルで、スピーディなハンドマッサージをして身体の表面に摩擦熱を起こしながら施術をします。

更年期以降に多い、自律神経の乱れからくる頭痛を起こしやすい体質の人には、腹式呼吸を意識して身体の力を抜く生活を心がけるようにアドバイスをします。ぬるめのお風呂にゆっくりつかる入浴法と、睡眠時間の確保をすすめ、リラックス効果と温め効果のあるオイルでゆっくりとマッサージしていきます。このように、「頭痛」一つ取ってみても、ひとりひとり体質が異なるので、アプローチの仕方がそれぞれ違ってきます。この〝個人医療〟が東洋医学、アーユルヴェーダなのです。

また、みなさんご存じの漢方のルーツは、アーユルヴェーダです。インドから中国に仏教と一緒に医学が伝わり、中国国内の薬草を使った薬やツボなど研究が進み細分化され、中国人に合わせた中医学に発展。その後日本に渡った仏教と中医学は日本人に合わせた形にアレンジされ、漢方となりました。ですので、漢方は日本のオリジナル医学なのです。

今回はアーユルヴェーダをベースに、私が臨床で見出した体質チェックをプラスした診断法を用いていきます。

このテストでは、3つの体質に分類します。アーユルヴェーダは個人医療なので、混合体質も含めて実際にはもっと細かく診ていくのですが、まずは大まかな3つの体質を知っておくと、自分の生活の癖と自分に合ったケア方法を知るカギになります。

まず注意していただきたいのが、この**「自分の体質」とは、〝どれか一つ〟ではなく、〝どれが出やすいか〟ということです。**日本には四季がありますので、四季の影響も受けますし、年齢、時間などの外的環境要因も大きく左右してきます。

アーユルヴェーダでは、自然界は空・火・水・土・風の5つのエネルギーで構成されていると考えられており、それぞれの組み合せでヴァータ・ピッタ・カファと大きく3つの体質に分けられています。

例えば、普段アレルギーのない方が春になると花粉症やじんましんなどのアレルギーを発症したり、むくんだりするのは、春に「カファ」が増えることでアレルギーを発症しやすくなるからです。

今日はすごく体調が悪くても、明日も全く同じ体調であるとは限らないのと同じで、私たちの身体は流動的に生活習慣の積み重ねで成り立っていますので、どれか一つの体質だけ、ということはありません。「私は冷えやすいからこの体質！」と極端に信じてしまい、温める食事やサウナ習慣ばかりに偏ると、今度は逆に熱が溜まり便秘やニキビなどを出しやすくなります。

体質診断は、あくまでも自分の土台がどの体質かということを知っていただく一つの指針です。その上に、バランスの取れた生活習慣を積み重ねることが大切になります。

また、アーユルヴェーダ診断を基に長年多くの女性たちのお悩みと向き合う中で、女性ならではの〝フェム〟に関するお悩みも多く寄せられてきました。その中で、各体質とフェムのお悩みとの関係性と傾向が見えてきましたので、各体質診断に加えて、フェムのお悩み傾向も交えたオリジナルの診断法で、ご自身の体質をチェックいただきたいと思います。

自分の体質が分かる
プラクリティ診断

各項目のA、B、Cの中で当てはまるものを選んで記入してください（いくつでもOK）。A、B、Cのうち合計数がもっとも多いものが、あなたの体質という診断になります。

＊スコアが近いものは、「どちらも出やすい体質」です。

体の特徴	A	B	C
肌のきめ	浅黒く皮膚が厚め	赤ら顔になりやすい	白くきめ細かい
髪質	乾燥・パサパサ	細くて薄め	太くて多い
歯並び	悪い	普通	歯が大きく綺麗に整列
体型	細め	中肉中背	ぽっちゃり
話し口調と呼吸	速い	強い	ゆっくり

心の癖	A	B	C
悩み度	すぐ忘れる	解決しないと気が済まない	いつまでも悩む
疲れ度	精神的に疲れやすい	目疲れしやすい	いつも怠い
行動力	せっかち	攻撃的・リーダー気質	のんびり
ハマり度	一つに集中できない	熱しやすく冷めやすい	マイブームがよくある
睡眠	眠りが浅く夢を見る	普通	よく寝る

A　　個 ⇨ ヴァータ・行動タイプ（P.046 ～ 047）

B　　個 ⇨ ピッタ・情熱タイプ（P.048 ～ 049）

C　　個 ⇨ カファ・安定タイプ（P.050 ～ 051）

日常動作	A	B	C
歩行	よく歩く	普通	座っていることが多い
思考	色々なことを同時に考える	建設的に考える	一つのことに集中して考える
食事	すぐにお腹いっぱいになる	健康的	つい食べ過ぎる
入浴時間	短い	汗をかくまで入る	のぼせやすい
継続性	すぐ飽きる	合わないものは別のものに乗り換える	長続きする

よく出る症状	A	B	C
肌の症状	くすみやすい	ニキビ・シミができやすい	アレルギーがある
お腹の調子	ガスが溜まりやすい・便秘気味	胃炎をおこす・時々下痢	健康的
冷え性	末端冷え症	いつも温かい	全体的に冷えている
むくみ・太りやすさ	太りにくい	時々むくむ	むくみやすく太りやすい
風邪を引くと	お腹をこわす	すぐに発熱する	症状が喉と咳に出やすい

Vata

～ヴァータ～行動タイプ：空間と風の体質

【特徴】

空間を移動する竜巻のような動き回る体質。

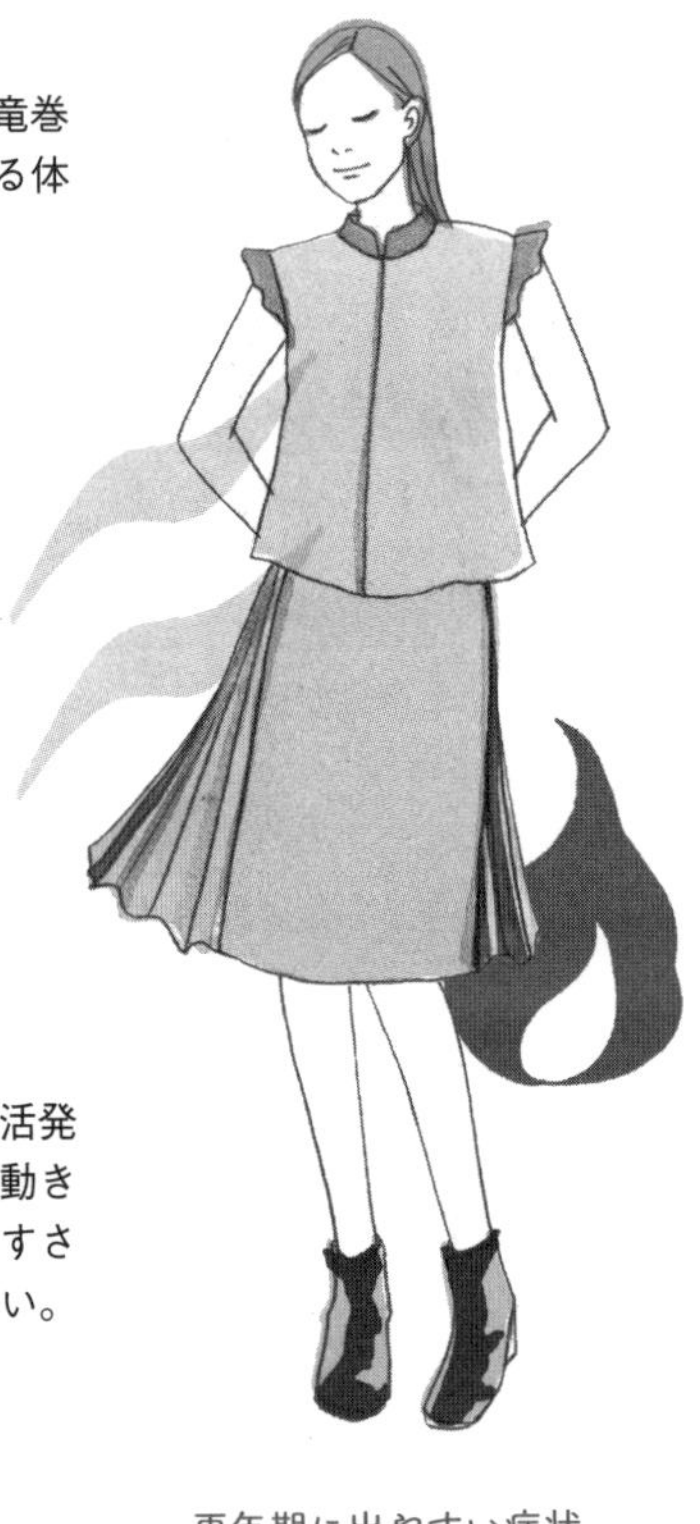

【見た目】

スレンダーで太りにくく、顔や体のパーツは全体的に小さめ。歯並びが悪く、アンバランスなところがある。身長は高いか低いかどちらか極端な傾向にある。

【性格】

精神活動は常に活発で落ち着きなく動き回るが、疲れやすさと不安も出やすい。

更年期に出やすい症状

心：イライラ・落ち込みや浮き沈み、落ち着かない、パニック発作、焦燥感、入眠が悪い

体：大腸、自律神経など、下半身とそれに関する箇所に症状が出やすい、脈が浮く感じ、動悸、冷え、乾燥、リラックスするのが苦手、背中・全体のコリ、手の指先のしびれ、ホットフラッシュ、乾燥した固い便、便秘

膣：膣の乾燥、肌荒れ、黒ずみ、膣委縮、性交痛

【ヴァータを鎮める味覚】

アーユルヴェーダでは、「甘味」「酸味」「塩味」「辛味」「苦味」「渋味」の６つの味覚をバランスよく摂ることが好ましいとされています。中でも、ヴァータに適した味覚は**「甘味」「酸味」「塩味」**とされます。

甘味	米、小麦、牛乳、はちみつ
酸味	酢、ヨーグルト、トマト、柑橘
塩味	塩、醤油、味噌、昆布

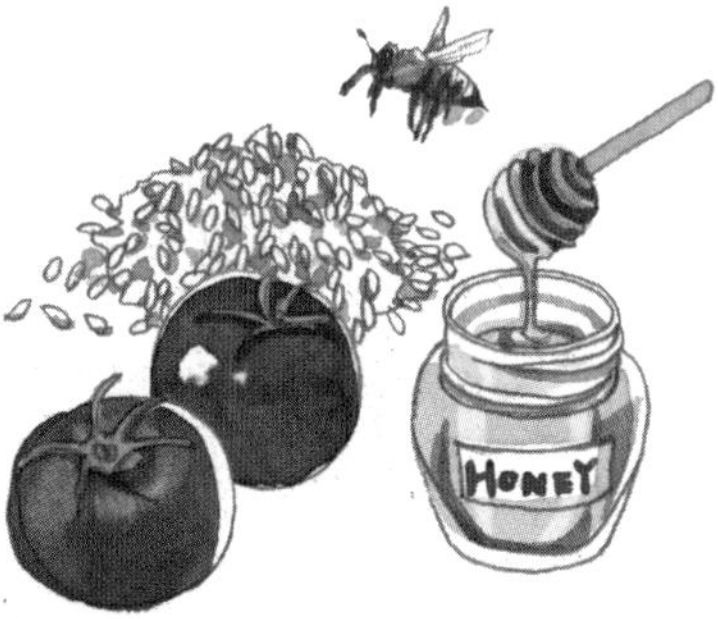

【ヴァータを高めてしまうNG食材】

苦味と渋味の強い食材。冷たい飲み物や冷たい生野菜。
カフェイン。

【ヴァータを鎮める入浴法】

就寝前に38度くらいのぬるめのお湯にゆっくり20分ほどつかって芯から身体を温める。神経をリラックスさせるローズウッドやシナモン、サンダルウッドなどのハーブやアロマを垂らすと◎。

【ヴァータが習慣にしたい運動】

- 座っている時間が続いたら、肩を前後に揺らし上半身と肩の力を抜いて深呼吸。
- 身体を揺らして全身の強張りを解消！　脱力することを習慣に。

Pitta

～ピッタ～情熱タイプ：火と水の体質

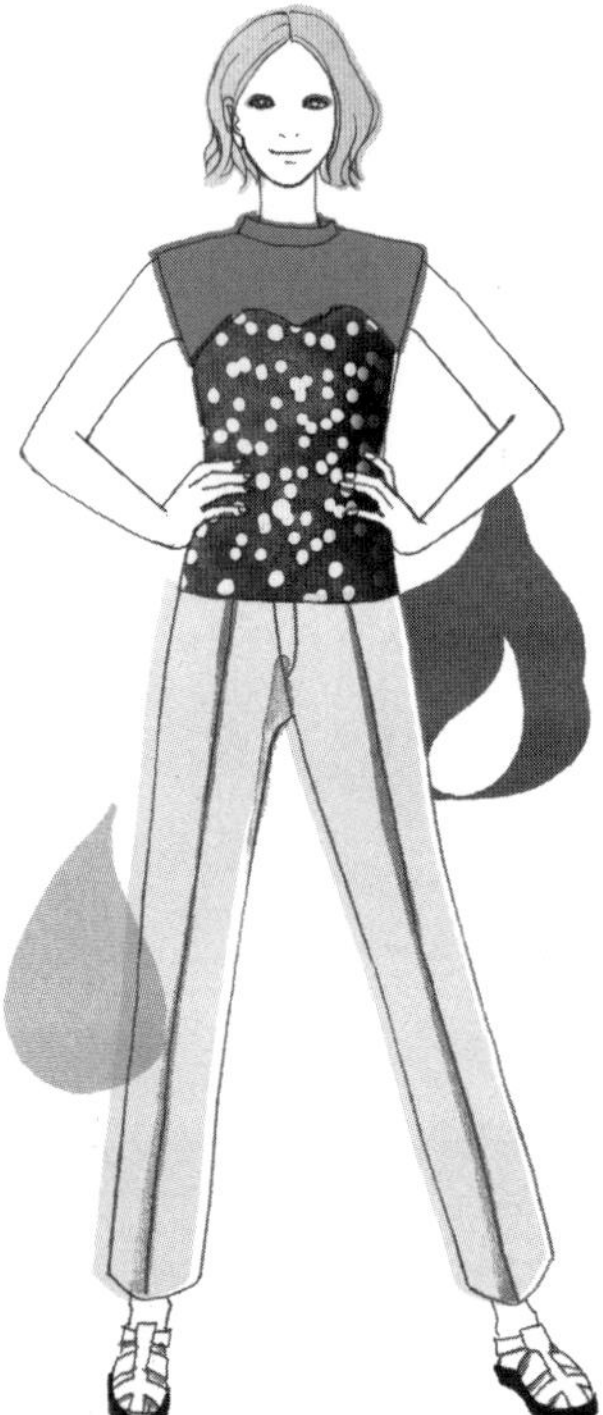

【特徴】
燃え盛る火と、対極にある水との相互作用で変化に富む情熱的な体質。

【見た目】
バランスの取れた中肉中背。髪の毛は細く、ニキビやシミができやすい。

【性格】
理論的でリーダー気質。負けず嫌いで常に変化を求め探求を続ける。

更年期に出やすい症状

心：イライラ、攻撃性、周囲に対する不信感、睡眠中の中途覚醒
体：胃、肝臓、心臓など、身体の中心に症状が出やすい、
高血圧、尿管結石、動悸、ホットフラッシュ、のぼせ、多汗、頭痛、肩こり、腰痛」
膣：膣の悪臭、おりもの、デキモノなどの肌荒れ、黒ずみ、膣口の委縮

【 ピッタを鎮める味覚 】

アーユルヴェーダでは、「甘味」「酸味」「塩味」「辛味」「苦味」「渋味」の6つの味覚をバランスよく摂ることが好ましいとされています。中でも、ピッタに適した味覚は**「甘味」「苦味」「渋味」**とされます。

甘味	米、小麦、牛乳、はちみつ
苦味	ほうれん草など 緑黄色野菜全般
渋味	豆類、ブロッコリー、 じゃがいも、緑茶

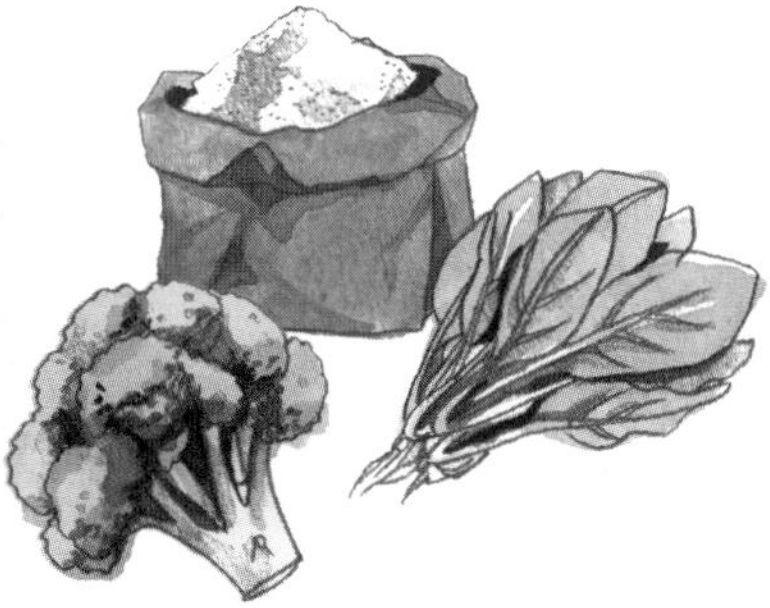

【 ピッタを高めてしまうNG食材 】

辛いもの。揚げ物などの油もの。熱いもの。

【 ピッタを鎮める入浴法 】

汗をかくのが好きなタイプなので、身体に熱を与え過ぎると熱症状を引き起こす。熱が体の内側にこもらないように、38度くらいのぬるめのシャワーで簡単に済ませて。湯船につかる際はぬるめのお湯で短時間に。アロマはクラリセージやカモミール、ミントがよい。

【 ピッタが習慣にしたい運動 】

- 息を長く吐き切りながら、上半身をねじる動作が◎。
- 全身の力みを解消するストレッチを習慣化して。

Kapha

～カファ～安定タイプ：水と土の体質

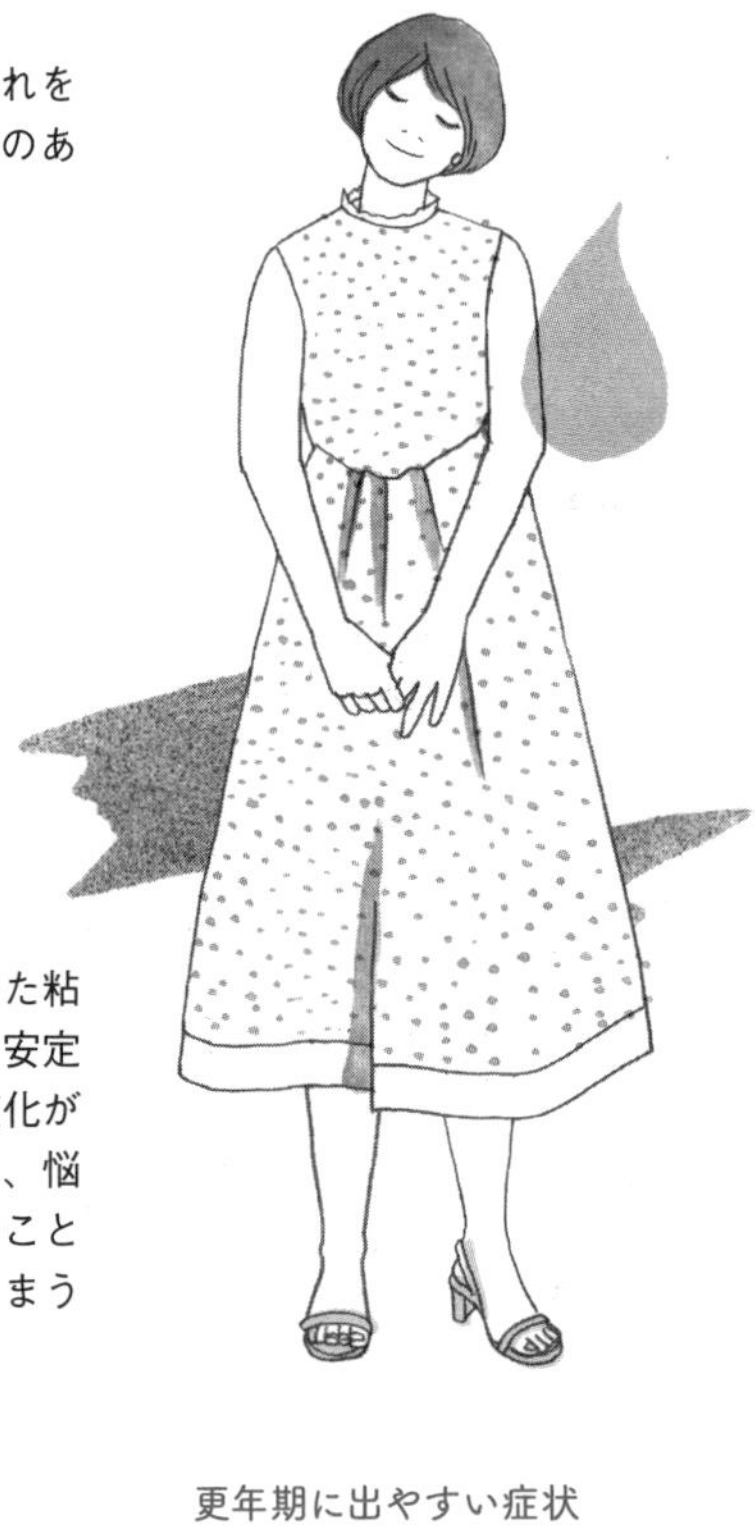

【特徴】

母なる大地とそれを潤す水の安定感のある体質。

【見た目】

ぽっちゃり体型で太りやすい。肌のきめが細かく色白美肌。歯並びがよく、髪の毛は太くて多い。

【性格】

土と水を合わせた粘土のように常に安定を求め、環境変化が苦手。思慮深く、悩みがあるとそのことばかり考えてしまう心配性。

更年期に出やすい症状

心：気分の落ち込み、不安、うつっぽさ、やる気が出ない、寝過ぎる
体：耳鼻咽喉など胸より上の箇所に症状が出やすい、
冷え、乾燥、倦怠感、長引く慢性疲労、むくみ、のぼせ、めまい、
耳鳴り、手のしびれ、アレルギー、やせにくい
膣：膣の冷え、膣の乾燥、尿もれ、膣のゆるみ、老年期の子宮脱

【 カファを鎮める味覚 】

アーユルヴェーダでは、「甘味」「酸味」「塩味」「辛味」「苦味」「渋味」の6つの味覚をバランスよく摂ることが好ましいとされています。中でもカファに適した味覚は**「辛味」「苦味」「渋味」**とされます。

辛味	生姜、唐辛子、玉ねぎ、にんにく
苦味	ほうれん草など緑黄色野菜全般
渋味	豆類、ブロッコリー、じゃがいも、緑茶

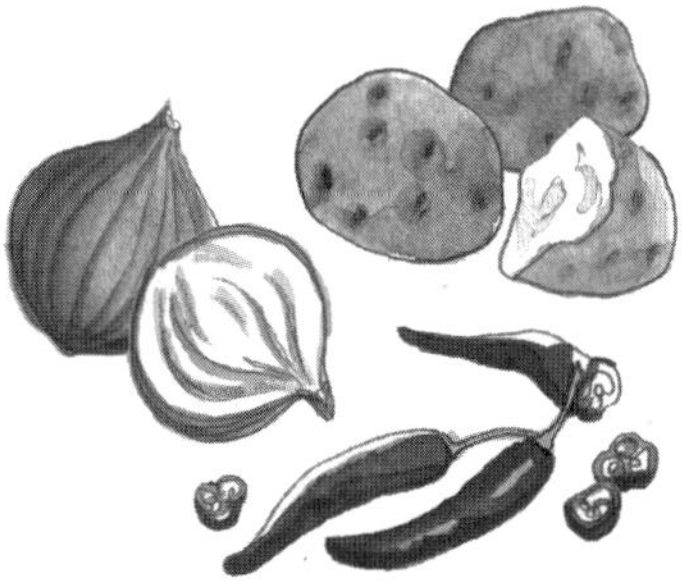

【 カファを高めてしまうNG食材 】

砂糖菓子や菓子パンなどの甘いもの。粘り気の強い食材。
冷たい飲み物や冷製スープ。

【 カファを鎮める入浴法 】

朝風呂がオススメ。朝に42度くらいの熱めのシャワーや入浴で身体を温めることで1日の活力が養われる。グレープフルーツやライムなどのアロマが◎。冷え性や代謝向上、体温アップも期待できる。

【 カファが習慣にしたい運動 】

●仕事や座りながら足首を伸ばす、縮めるストレッチを。
●身体に刺激を与えることでシャッキリする！
リンパマッサージを習慣に。

身体を整える体質別トレーニング

みなさんそれぞれにどの体質が出やすいかということを知っていただいた上で、各体質ごとに習慣にしていただきたいポーズと呼吸法を紹介します。

ただ、何度もお話ししている通り、体質分類はあくまでも「どれが出やすいか」ということなので、その日の体調に応じて、それぞれの体質の箇所で紹介しているポーズを行ってみてください。すべてのポーズは自律神経を整え、ストレスを排除して代謝と免疫力も上げてくれます。ダイエットにももちろんオススメです。

ヴァータ体質のトレーニング（P.054〜059）⬇
背中の強張り、自律神経の乱れ、体力減退、冷え、血巡り、気巡り、手足のしびれ、便秘を改善

ピッタ体質のトレーニング（P.060〜065）⬇
イライラ、肩・首こり、肌の赤み、火照り、頭痛、動悸、胃の不快感、リラックス神経を改善

カファ体質のトレーニング（P.066〜071）⬇
身体温め、血巡り、むくみ、倦怠感、慢性疲労、冷え、花粉症、やせにくさを改善

トレーニングと合わせて行う呼吸法

身体の動きと呼吸を合わせることで、自律神経が整います。急な動悸や、頭に血がのぼった時も呼吸を意識。お腹に空気を溜めたら3秒止めて、長く吐き切ることを3回繰り返して。

陰陽呼吸

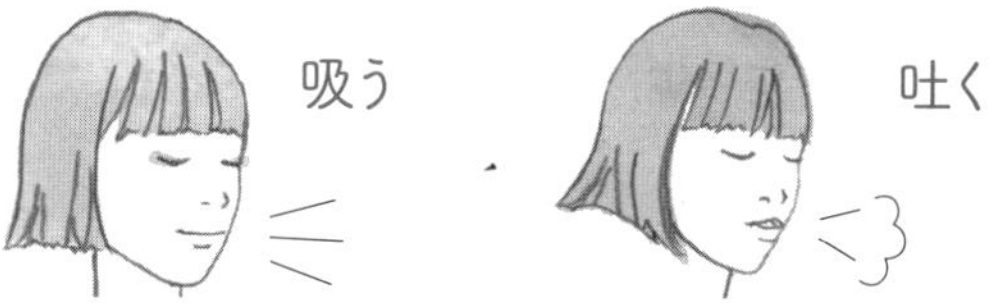

口を閉じて鼻から吸う（陰）と、口から息を吐き出す（陽）の腹式呼吸法です。神社の狛犬も口の閉じた吽《うん》＝陰と、口の開いた阿＝陽が対にあるのと同じです。阿吽の呼吸の由来になっているともいわれています。

清熱呼吸

身体を冷やしながら口から吸って、身体にこもった熱を外へ吐き出す呼吸法です。口を小さくつぼめ、口から冷たい空気を入れるイメージでゆっくりと吸い込んだら、身体の熱を出すイメージで鼻から吐き出す、身体にこもった熱を冷ます呼吸法です。

温熱呼吸

鼻から吸い込んだ空気を吐き出す時に、口からフッフッフーとリズミカルに腹筋を使って丹田《たんでん》（へそのやや下）に圧を入れながら吐き出し、身体を温める呼吸法です。

肝経さすり＋ストレッチ＋陰陽呼吸

“肝”は自律神経に関係する経絡です。わき腹には肝経が張り巡らされているのでしっかり刺激して、自律神経を整えましょう。自律神経を整えるということは、疲れにくい身体をつくるということにもつながっていきます。

＊座っていても立っていても OK。

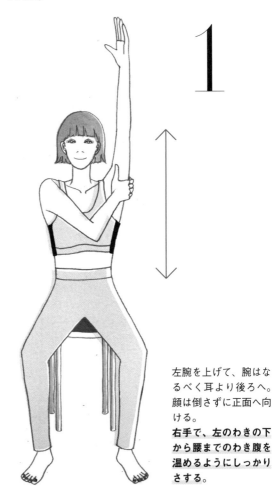

1

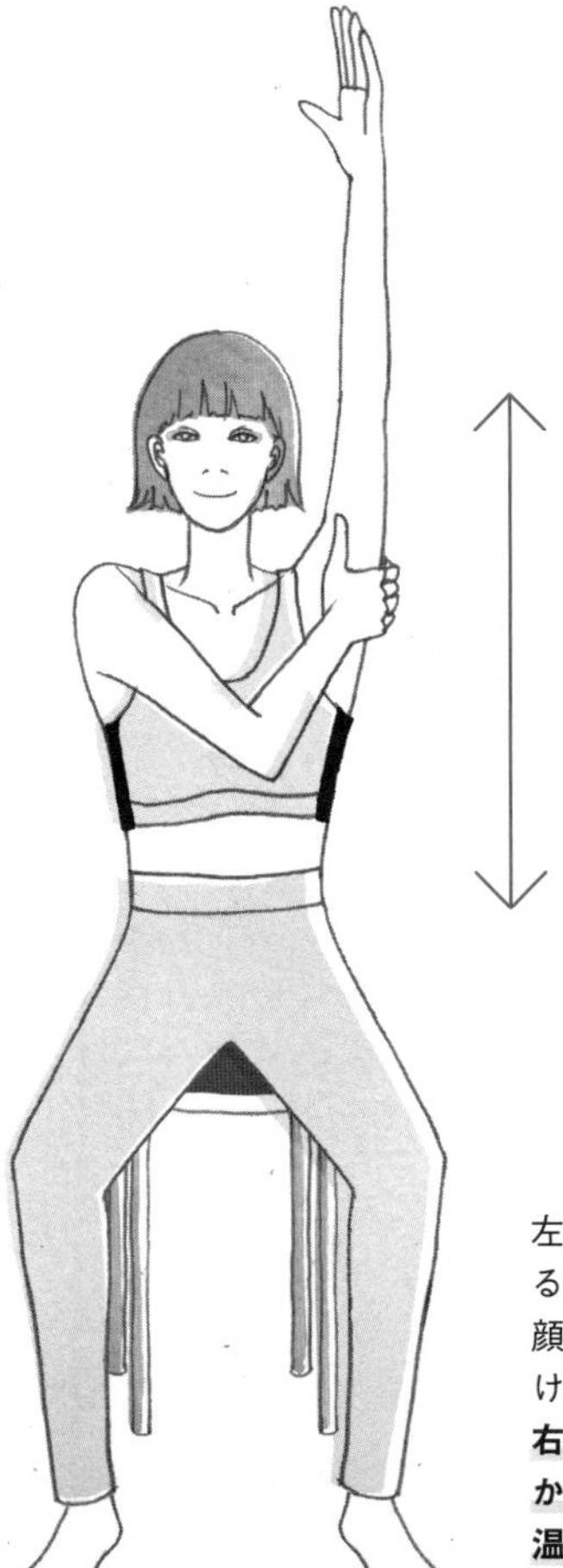

左腕を上げて、腕はなるべく耳より後ろへ。顔は倒さずに正面へ向ける。
右手で、左のわきの下から腰までのわき腹を温めるようにしっかりさする。

こんな症状に

自律神経の乱れ、慢性疲労、姿勢矯正、気血巡り、
めまい、免疫力低下、乳がん治療の緩和ケア

2

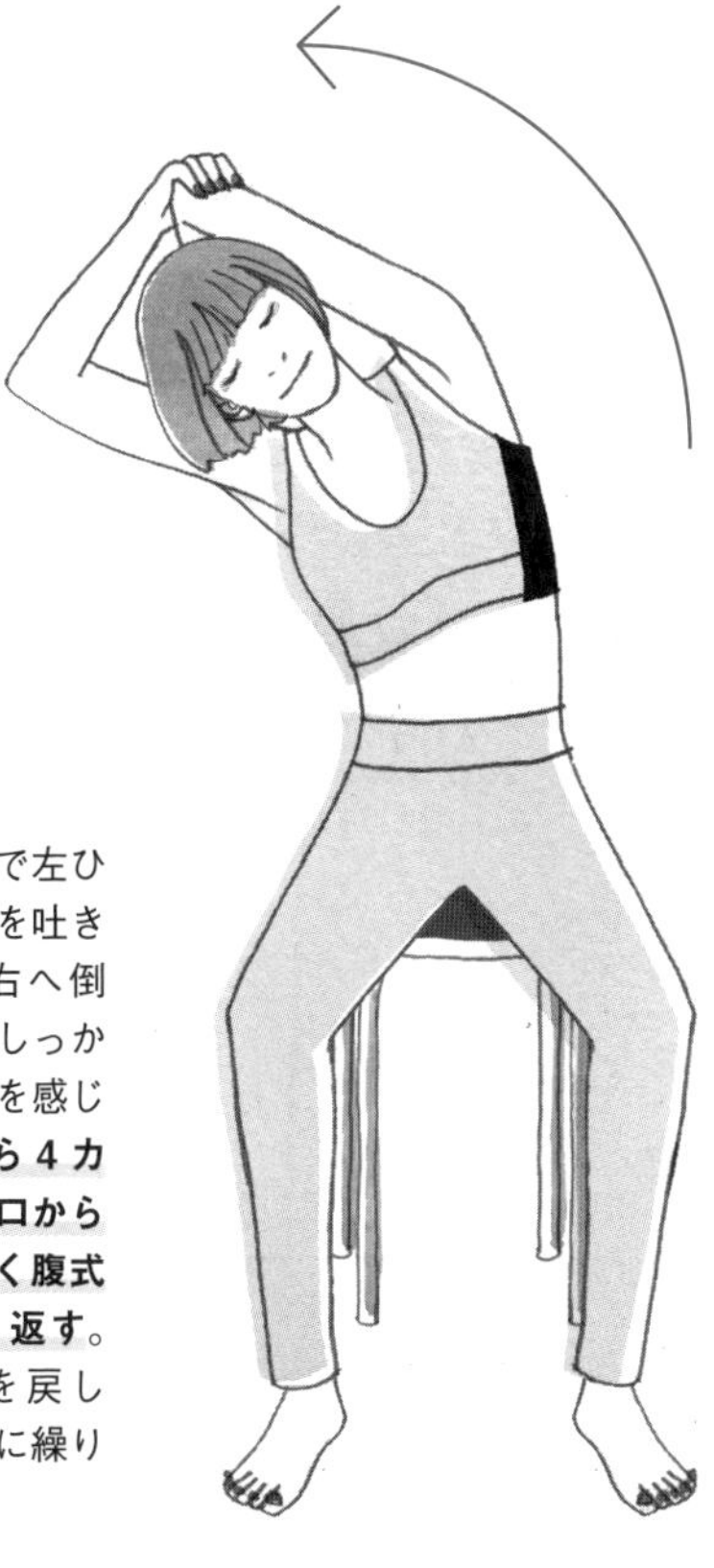

頭の後ろで右手で左ひじをつかみ、息を吐きながら身体を右へ倒す。左わき腹がしっかり伸びているのを感じながら、**鼻から4カウントで吸って口から8カウントで吐く腹式呼吸を5回繰り返す**。ゆっくり身体を戻して、逆側も同様に繰り返す。

お尻ゆらゆら脱力＋スネークポーズ＋陰陽呼吸

無意識に力が入りやすい体質なので、全身の強張りをほぐすことが大切。スネークポーズは、生命の土台といわれる第一チャクラを刺激し、お腹の大きな筋肉をダイナミックに伸ばしていきますので、血巡り、気巡りにも効果的。

1

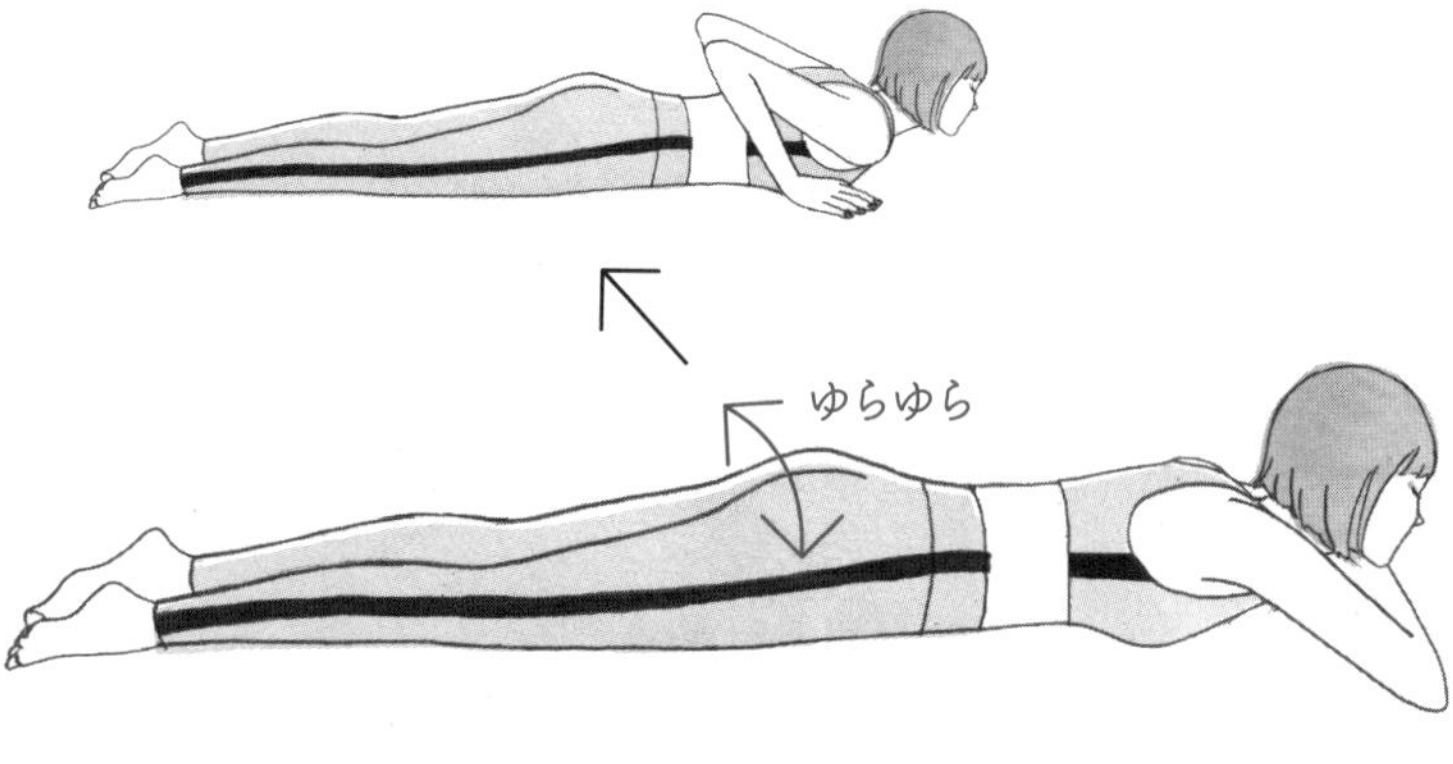

うつぶせになり、楽な姿勢になる。
お尻を左右に揺らして、息を吐きながら全身の力を抜く。
揺れを止めたら両手を胸の横に置いてわきを締める。

こんな症状に

自律神経の乱れ、便秘、背中の強張り、
不眠、免疫力低下

2

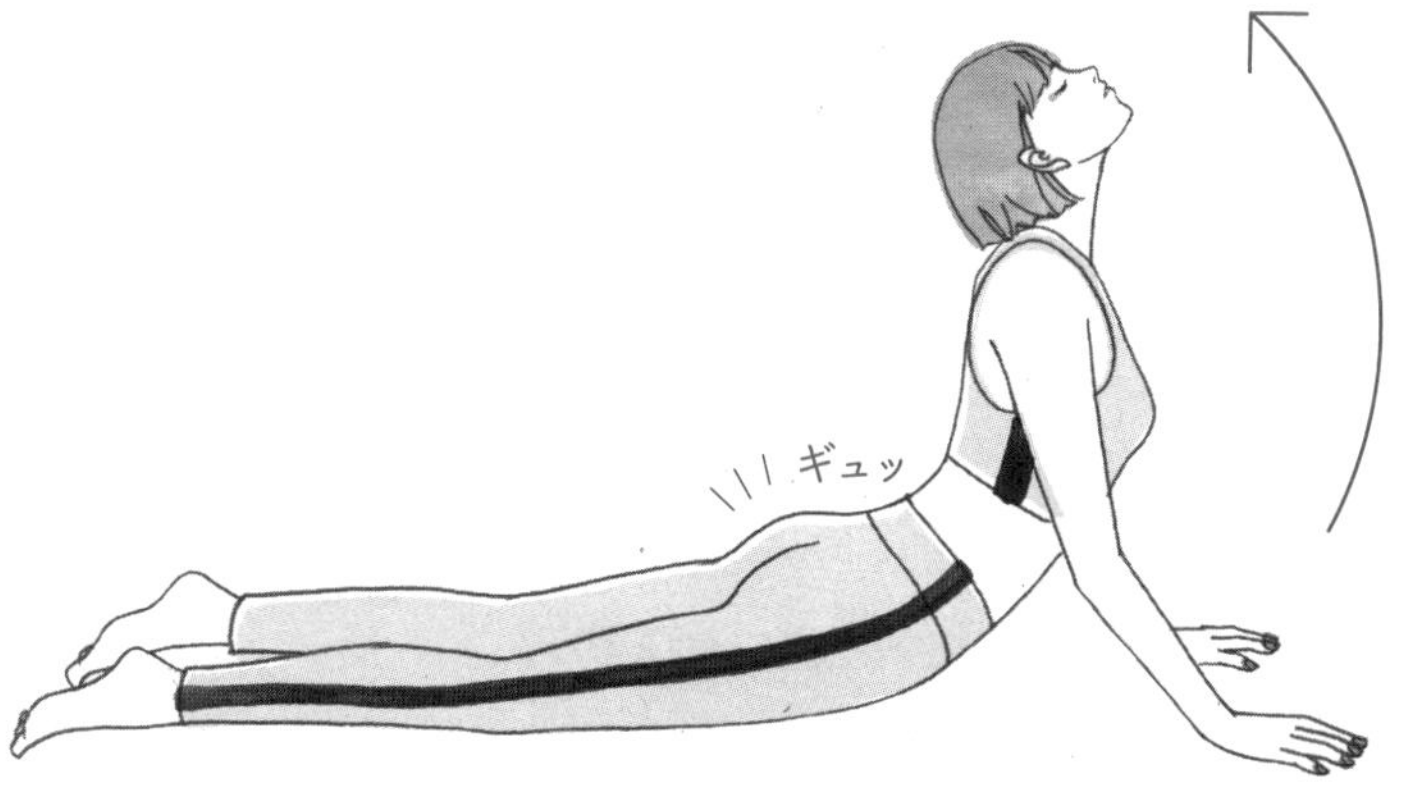

鼻から息を大きく吸いながら腕を伸ばして上半身を起こし、お尻をギュッと締める。
鼻から4カウントで吸って口から8カウントで吐く腹式呼吸を5回したら、ゆっくりひじを曲げて元のうつぶせに戻る。これを3セット繰り返す。

屍《しかばね》のポーズ＋陰陽呼吸＋瞑想

全身の重みをすべて床に沈めるイメージで、脳内も空っぽにしながら呼吸はゆっくり腹式呼吸で自分の呼吸音に意識を向けていきましょう。興奮した脳を鎮め、リラックス神経を優位にしていきます。

1

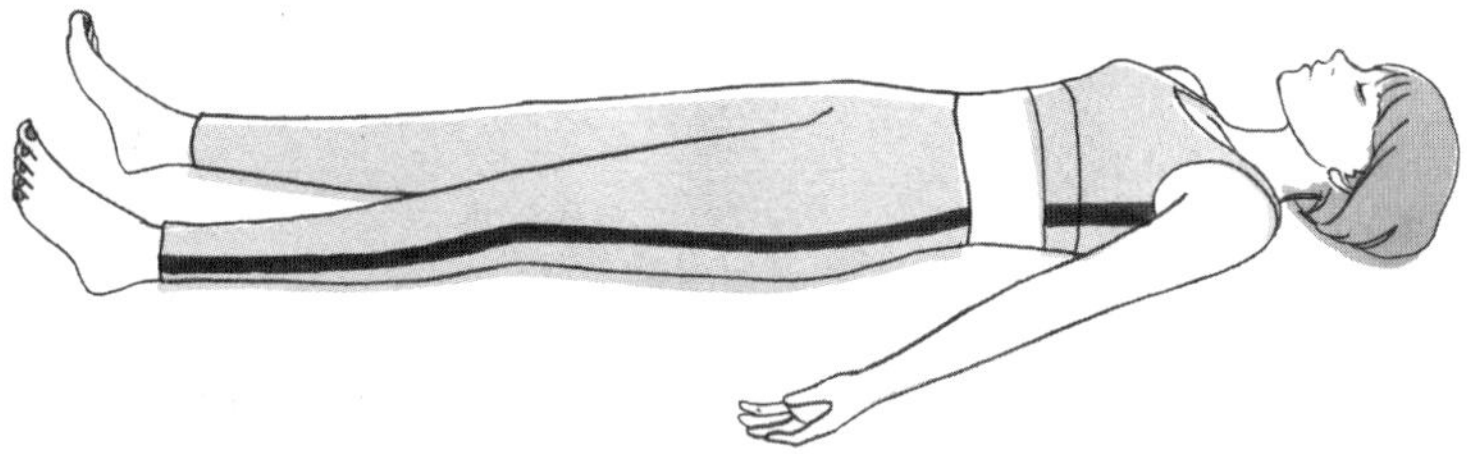

あおむけで大の字になり、軽く目を閉じる。
かかと、ふくらはぎ、お尻、腰、背中、肩、頭の順に、
じわーっと床に身体が沈むイメージをしながら全身の力を抜く。
眉間を広く、表情筋の力も抜き、頭を空にする。

こんな症状に

ストレス、神経疲労、集中力低下、
便秘、免疫力低下

呼吸を繰り返し、自分の呼吸音に意識を向ける。全身の力が抜け切るまで続ける。寝る前にベッドで行うのもオススメ。

2

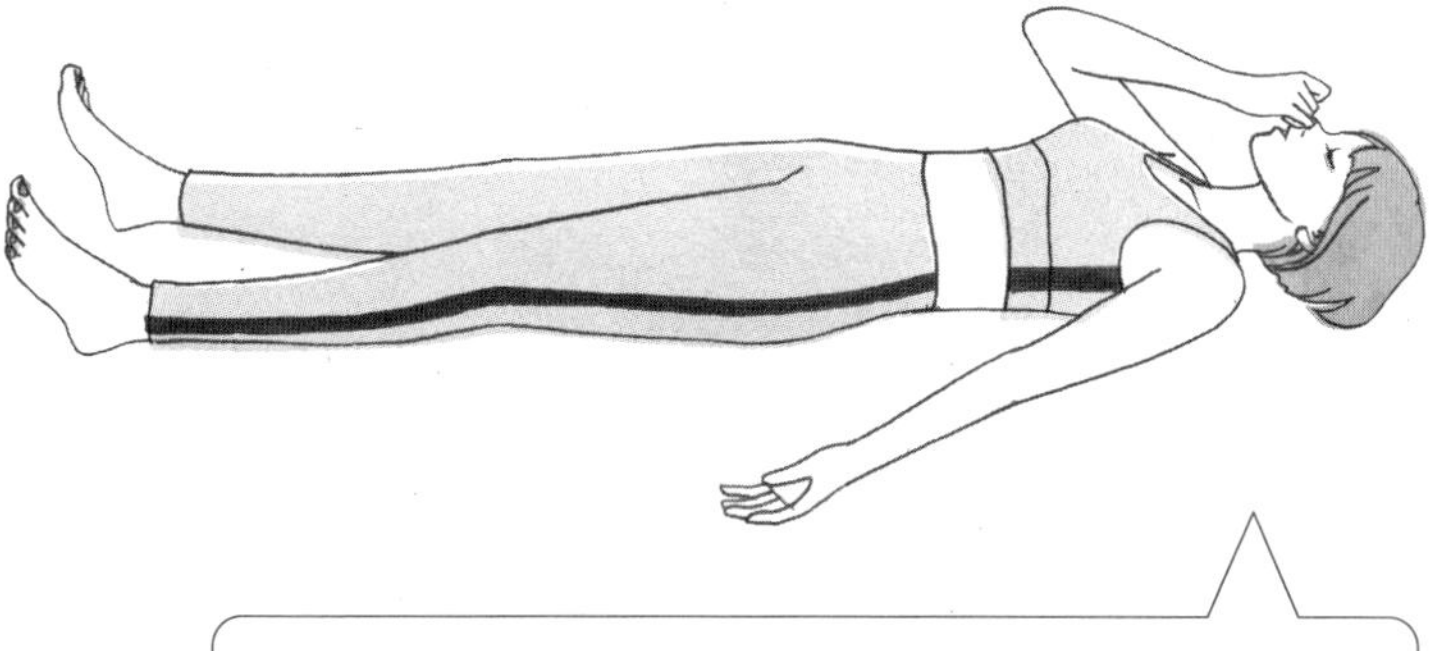

呼吸のやり方

右手の親指の腹で右の穴を塞ぎ、左の鼻の穴から息をゆっくり吸い込む。次に、右手の中指の横腹（人さし指側）で左の鼻の穴を塞ぎ、親指を離して右の鼻の穴から息をゆっくり吐き出す。

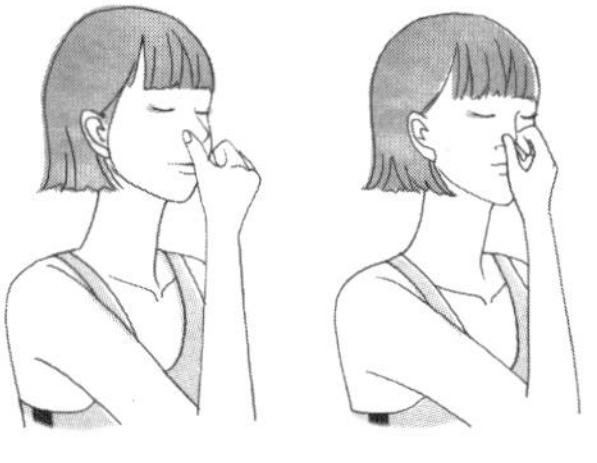

肩のアップダウン＋清熱呼吸

交感神経と副交感神経を交互に刺激するトレーニングです。日頃、無意識に力が入っている肩の力を抜いて、リラックスをする練習になります。

＊座っていても立っていても OK。

1

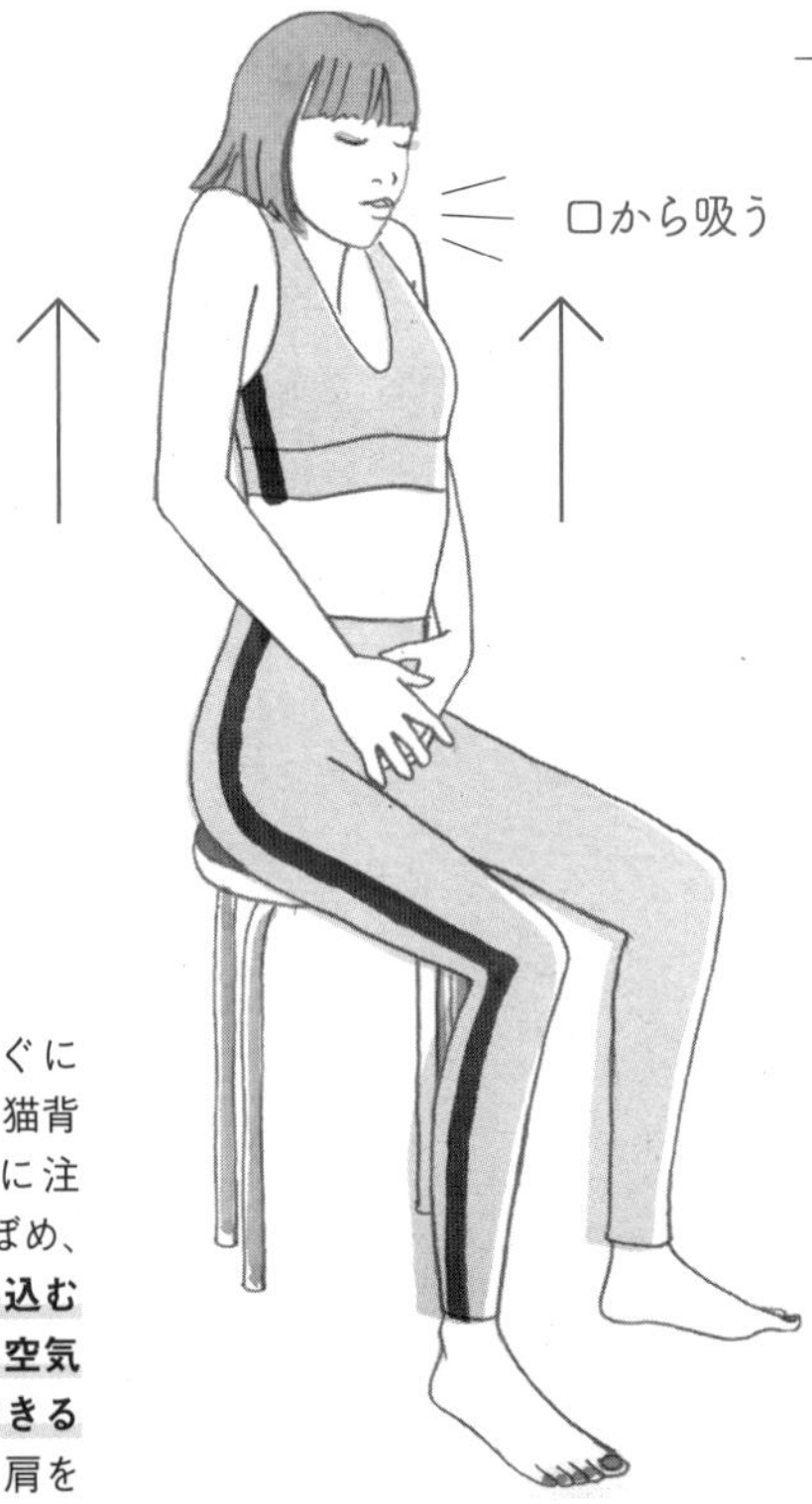

上半身を真っすぐにし、あごを引く。猫背にならないように注意。口を小さくつぼめ、**冷たい空気を吸い込むイメージでお腹に空気を溜めながら、できるだけ肩を上げる**。肩を上げた状態を５秒キープ。

こんな症状に

肩・首のこり、火照り、
のぼせ、頭痛、動悸

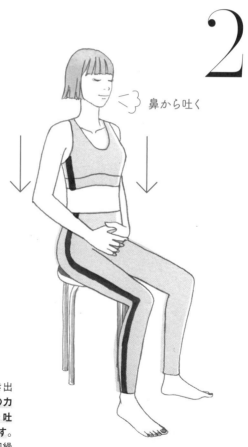

2

鼻から熱い空気を吐き出すイメージで、**お腹の力を使って一気に息を吐き、肩もストンと落とす。**5秒おき、これを5回繰り返す。

ねじりのポーズ＋陰陽呼吸

胃、循環器に現れる症状は、ピッタの特徴です。上体をねじるポーズでお腹に圧をかけながらツボを刺激し、腰も伸ばします。ぽっこりお腹のシェイプにも効果的。

1

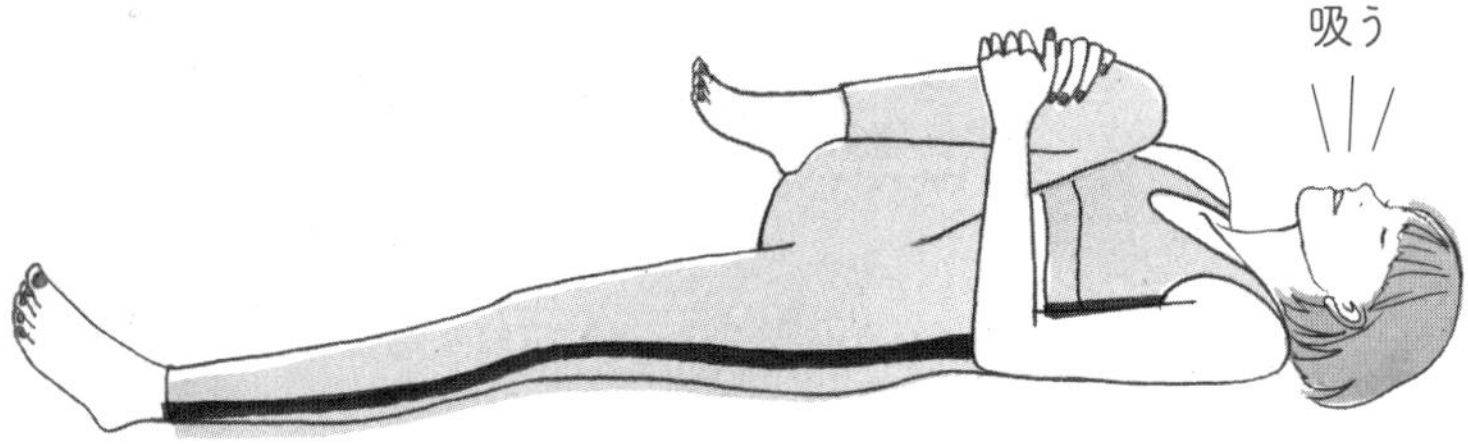

あおむけになり、右ひざを曲げながら胸に近づけるように上げ、両手で抱えて胸にギューッと近づける。

こんな症状に

胃の不快感、腰痛、火照り、背中のこり、
イライラ、ぽっこりお腹、免疫力低下

2

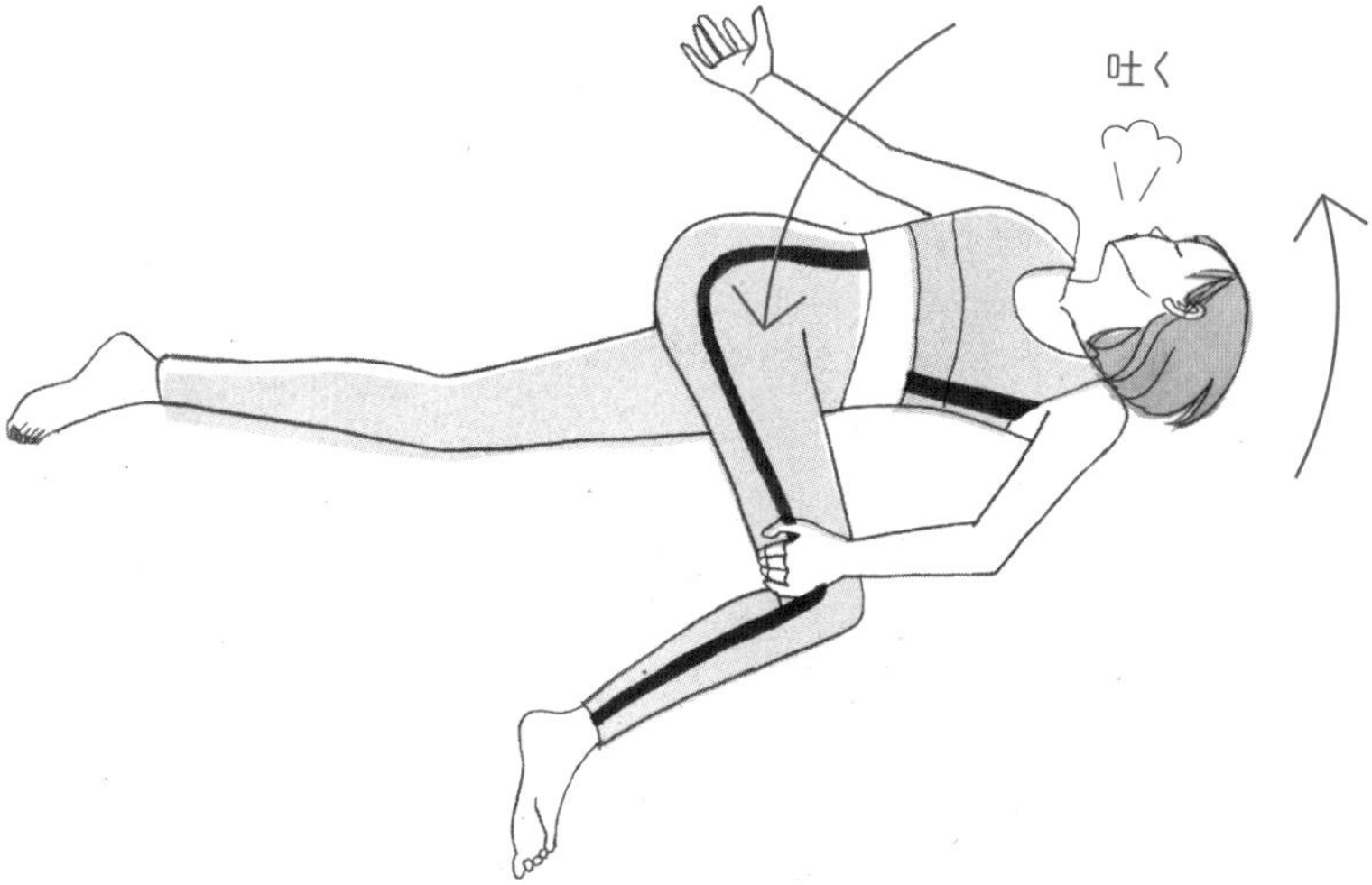

鼻から大きく空気を吸ったら、**お腹の力を使い、口からなるべく長く強く空気を吐き出しながらひざを左側へ倒す**。肩は浮かないようにし、腰が伸びていることを意識する。**ねじった状態でキープし、鼻から４カウントで吸って口から８カウントで吐く腹式呼吸を５回繰り返す**。右ひざをゆっくり胸の前に戻してから脚を伸ばし、左側も同様に繰り返す。

幸せ赤ちゃんのポーズ＋陰陽呼吸

ふくらはぎには五臓六腑、特にピッタ体質に重要な消化器系の脾や、腎、肝、膀胱の経絡が集中しています。ふくらはぎをしっかり伸ばして内臓の働きを整えます。ペタ腹づくりにも。

1

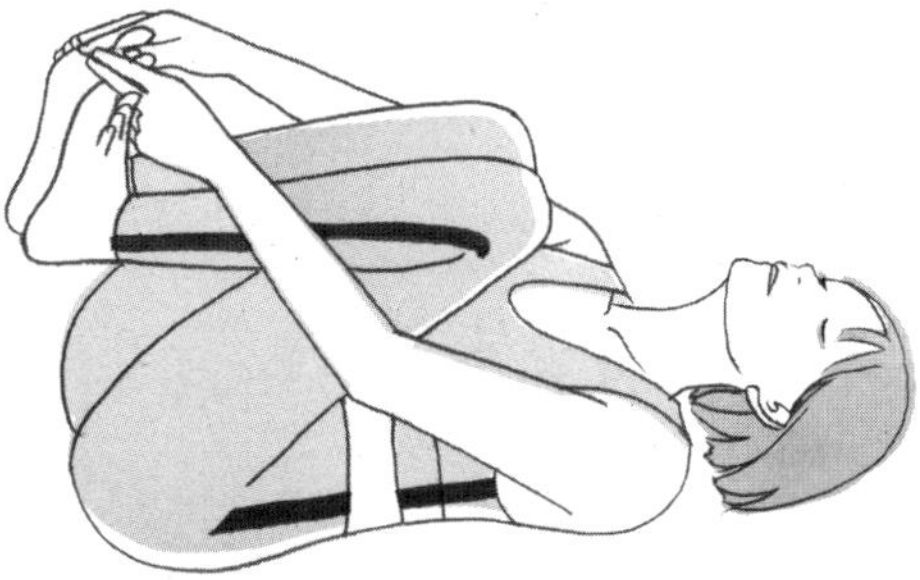

あおむけになり、ひざを曲げて両脚を上げる。
両手でそれぞれ足の**親指をつかんでひざを閉じる**。

こんな症状に

胃の不快感、腰痛、お腹の張り、便秘、下痢
動悸、ぽっこりお腹、イライラ

2

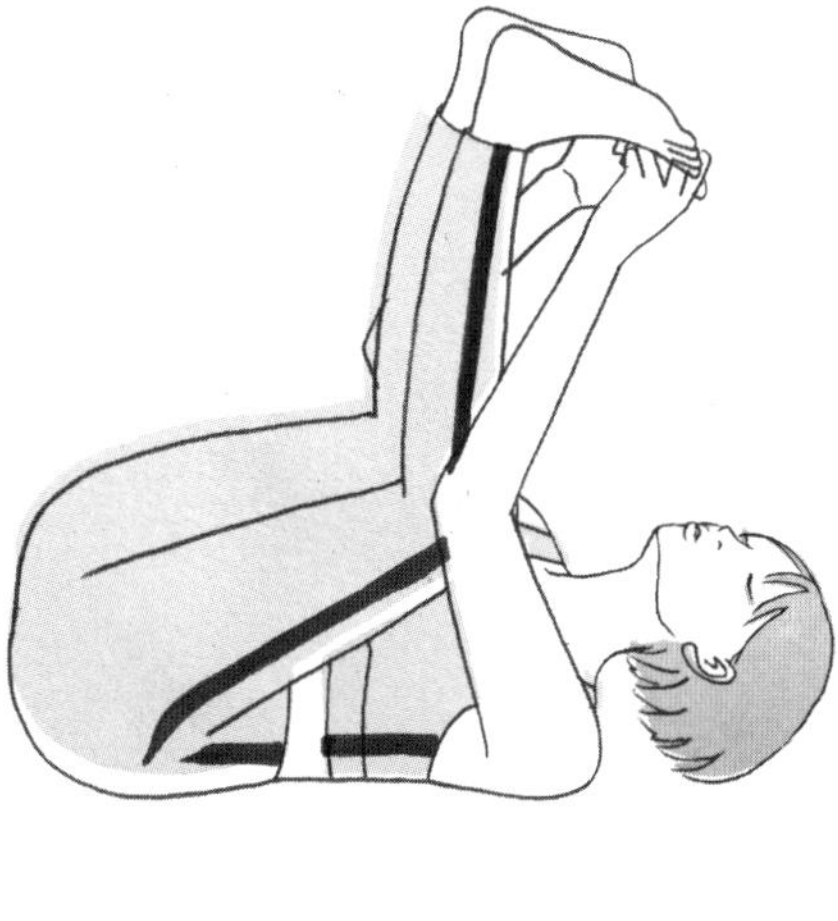

ひざを伸ばして両脚を上げたら、つかんだ足の親指を顔の方へ引っ張り、かかとよりも低い位置に。この状態をキープし、**鼻から4カウントで吸って口から8カウントで吐く腹式呼吸を5回繰り返す**。
両手を離し、両脚を床へゆっくり戻す。

リンパさすり＋開脚ストレッチ ＋陰陽呼吸

お尻と下半身の冷えは子宮の大敵です。脚の内側に張り巡らされた肝経を刺激しながらリンパを流し、冷えによるむくみ、痛みを解消し、子宮に優しい身体作りを意識しましょう。美脚効果も大！

1

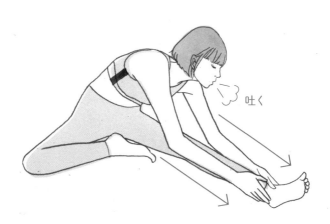

左脚を開いて伸ばし、右脚は内側にたたむ。
両手で左の太ももをギュッと包み込む。口からゆっくり息を吐きながら、**上半身を左脚の方へ倒し、両手を太ももから足首の方へ滑らせる。**

こんな症状に

下半身、お尻、子宮の冷え、むくみ、倦怠感、
気血巡り、免疫力、子宮がん治療の緩和ケア

2

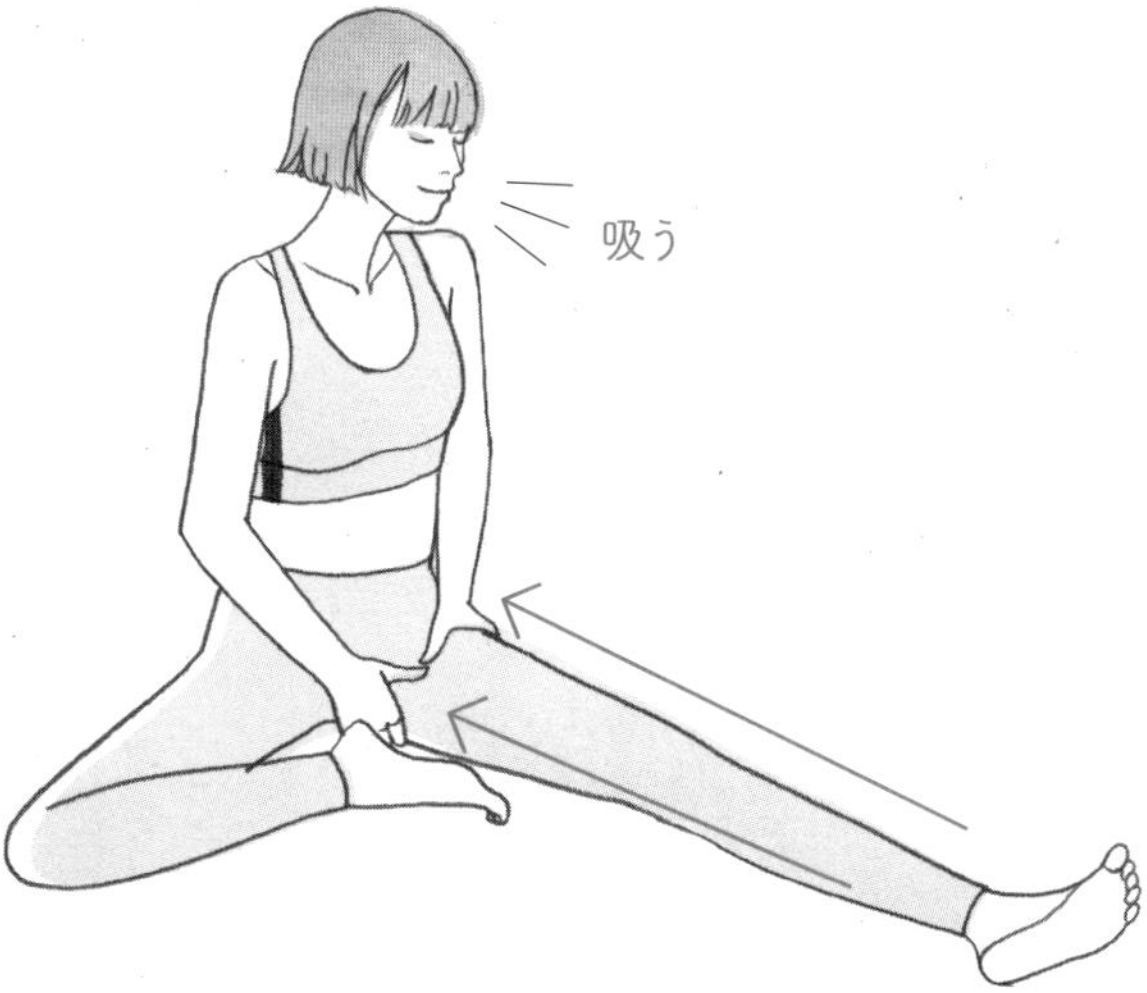

鼻からゆっくり息を吸いながら、上半身を戻し、同時に両手を股関節まで滑らせる。
股関節のリンパ節から足首までしっかり両手で圧をかけ、呼吸に合わせて何度も往復させる。脚全体の張りが和らいだら右脚も同様に行う。

後ろ櫓《やぐら》＋温熱呼吸

全身の筋肉を一気にストレッチして血を巡らせ、巻き肩、猫背を矯正し、呼吸を楽にします。胸筋を広げて肺のパフォーマンスを上げ、全身に酸素を巡らせることで、体力アップにもつながります。慢性疲労や倦怠感が辛い時に特に効果的。

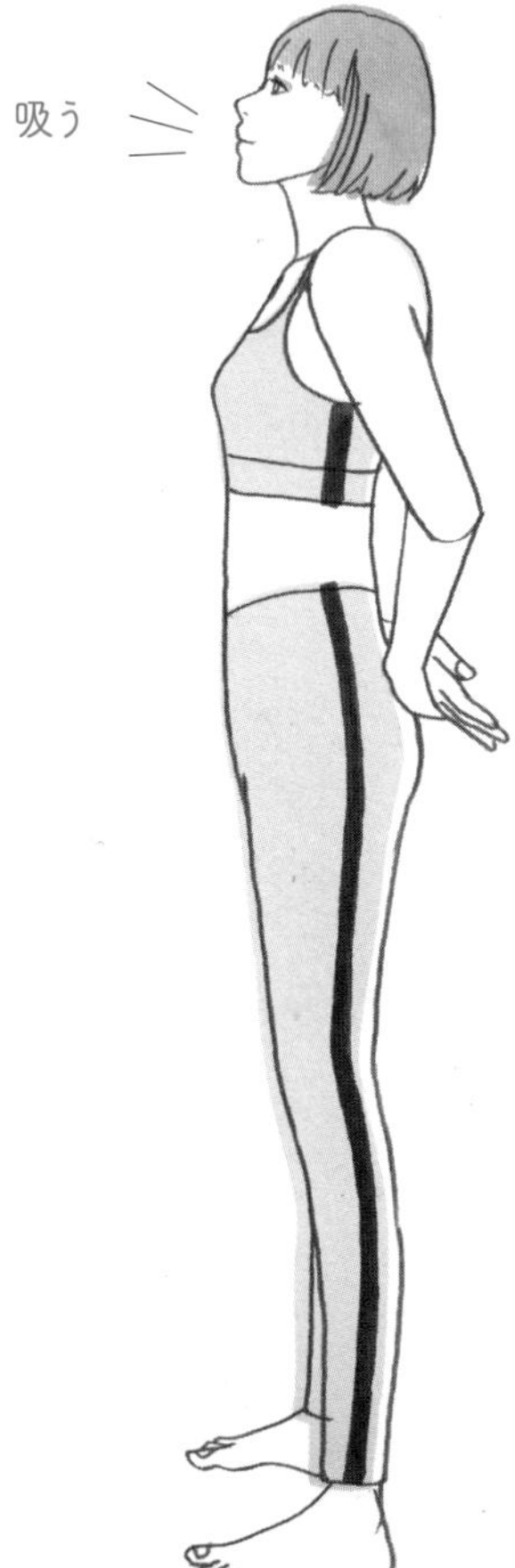

1

肩幅に足を開いて真っすぐに立つ。肩の力を抜いて、両腕を腰の後ろで組む。軽くひざを曲げながらゆっくりと腰を反らす。

肩甲骨を寄せながら両腕をなるべく上げていき、さらに腰も反らす。腕を上げ切ったところでキープ。

こんな症状に

倦怠感、慢性疲労、代謝低下、
全身の気血巡り、むくみ、冷え、免疫力低下

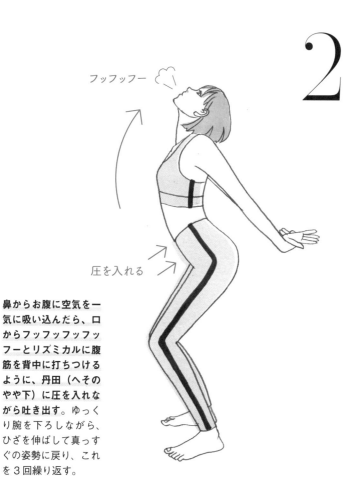

2

鼻からお腹に空気を一気に吸い込んだら、口からフッフッフッフッフーとリズミカルに腹筋を背中に打ちつけるように、丹田（へそのやや下）に圧を入れながら吐き出す。ゆっくり腕を下ろしながら、ひざを伸ばして真っすぐの姿勢に戻り、これを3回繰り返す。

立《たち》花《はな》菱《びし》のポーズ＋陰陽呼吸

お尻や下半身の冷えは、下半身の筋力不足も原因です。下半身には生涯健康に元気で過ごすための大事な筋肉が詰まっています。尿もれや膣のゆるみ、子宮脱の予防にもなりますので、日ごろから鍛えていきましょう。

1

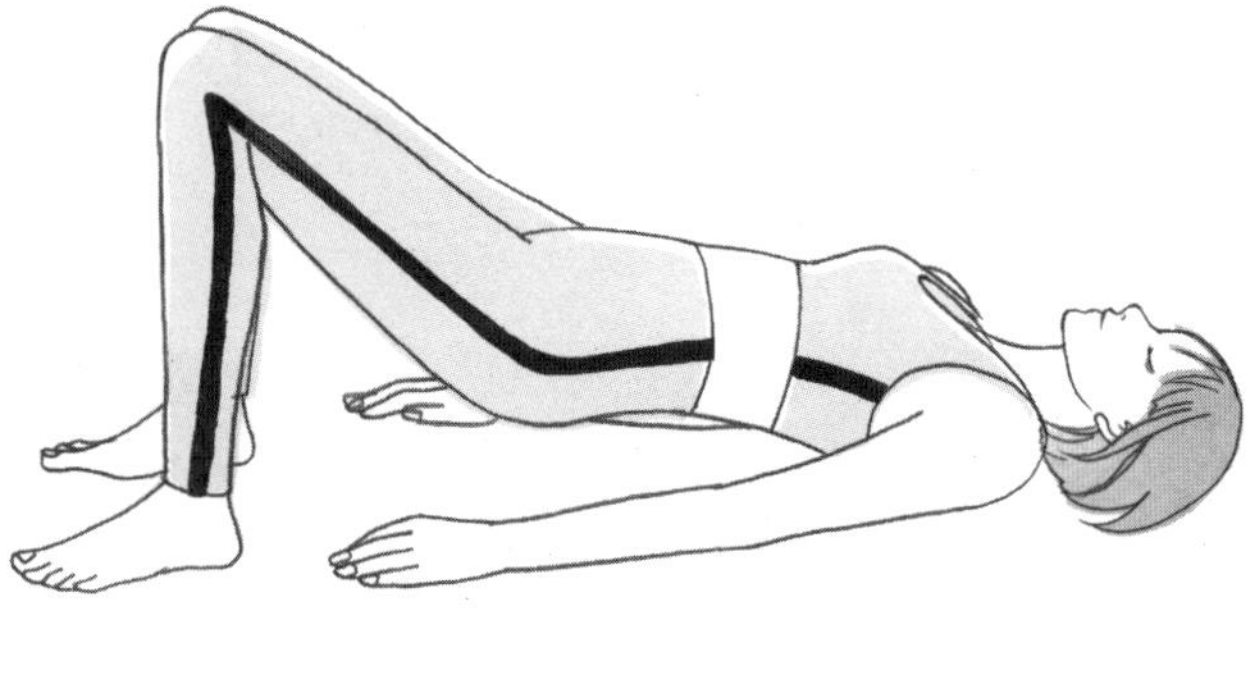

あおむけになり、両ひざを立てて軽く開く。腹筋に力を入れたらゆっくりお尻を上げる。
両足で床をふんばり、ひざが外へいかないように内股に力を入れる。

こんな症状に

尿もれ、膣のゆるみ、冷え、気血巡り、垂れ尻、
子宮脱、免疫力・代謝低下、健康寿命

2

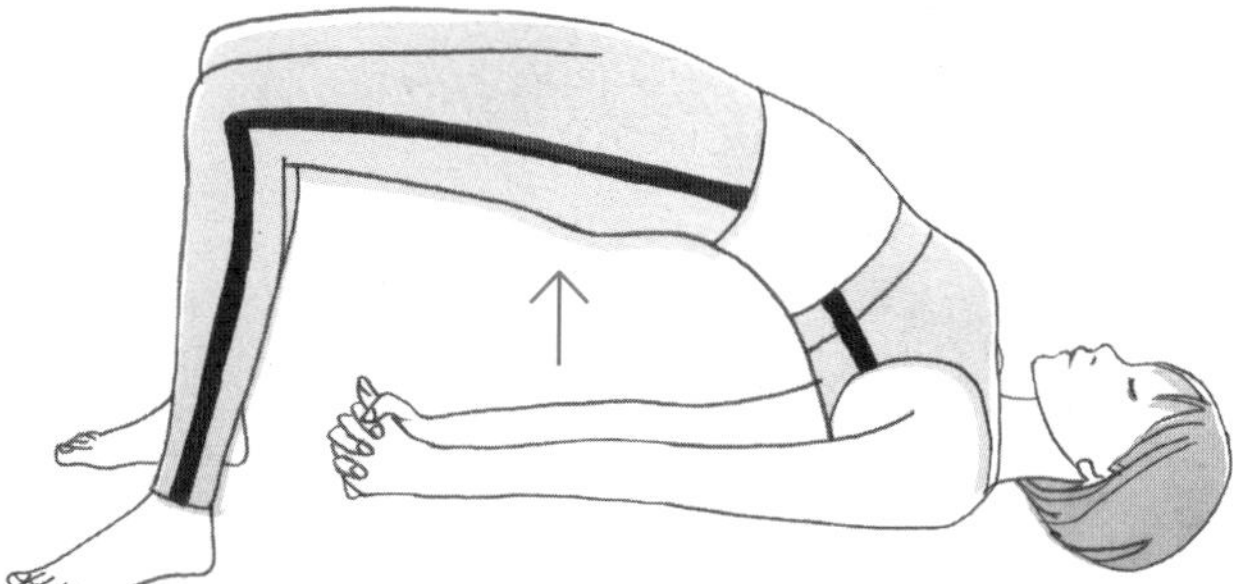

お尻をギュッと締めて肩甲骨を寄せ、**鼻から4カウントで吸って口から8カウントで吐く腹式呼吸を5回繰り返す**。ゆっくりお尻を床へ戻し、これを3回繰り返す。
＊キープがつらい人は、アップダウンを繰り返してもOK。

Column

白湯が身体にいい理由

アジア、ヨーロッパ、世界共通の健康法の一つに「白湯」があります。なぜ白湯がよいのでしょうか。

白湯は、「水＋火」で作られますよね。つまり、ピッタのエレメントで構成されています。ピッタは消化吸収に欠かせない変換エネルギーです。消化吸収は生命の基本となるところですので、ピッタを高める白湯で体調を整えます。特に、朝に下痢しやすい方は、寝起きに白湯を飲まれると２週間ほどで症状が落ち着いてくる方が多くいらっしゃいます。白湯だけでもよいですが、さらに免疫力ＵＰや冷え対策に効果的な飲み方を紹介します。

① 白湯＋スライス生姜

カップにスライス生姜を１枚入れ、そこへ熱湯を注いで、人肌ほどに冷めてからゆっくり飲みます。汗をかきにくい、風邪を引きやすい、むくみ、冷えやすい方に◎。

② 白湯＋シナモン（セイロンニッケイ）

カップにシナモンスティックを１本入れ（または、セイロンニッケイパウダー２振り）、熱湯を注いで、人肌ほどに冷めてからゆっくり飲みます。イライラ、胃の働きが悪い、動悸、火照り、ホットフラッシュがある時に◎。
※ヨーロッパ産のシナモンは肝臓に負担をかけることがありますので、肝機能リスクの低いセイロンニッケイがオススメです。

自分の消化力に合った食べる量を知る

レオナルド・ダ・ヴィンチの人体図で知られるように、腕を広げた時の右手から左手までの長さと身長がほぼ同じ、手首のつけ根からひじまでの長さと足のサイズがほぼ同じ、というように、人間の身体の構造もあらゆるバランスのもと構成されています。

では、胃袋の大きさはどのくらい？ということですが、アーユルヴェーダでは、胃に負担をかけずに消化吸収がしっかりされる量というのがあります。それは、両手のひらに食材が乗る量です。

1食でこの量をオーバーしてしまうと、消化しきれずに老廃物が溜まって病気の元になると考えられています。「食べ過ぎ」の目安にしてください。

更年期薬膳で身体リセット！

東洋医学では、世の中のあらゆるものは「陰」と「陽」のバランスでできていると考えられており、陰と陽は共鳴しながら自然の影響を受けて変化をしています。

この二つのどちらかに偏らず、バランスの取れた状態でいることが健康につながると考えられています。

これは人体にも当てはまり、女性は陰、男性は陽で身体が支えられています。ですので、**男性は陽性の、女性は陰性の食材を摂ることで、心身の調和が取れるようになります**。更年期症状の予防にもなりますので、日ごろから意識して摂り入れるようにしましょう。

男性の心身を支える陽性の食材には、海老、鹿肉、羊肉、カボチャ、川魚、クルミ、米、もち米などがあります。男性の方は更年期症状の予防にこのような食材を積極的に摂るとよいでしょう。

女性の心身を支える陰性の食材は、豚肉、豆腐などの大豆製品、卵、黒ゴマ、海苔、ク

コの実、**松の実**、**菊の花**、**きくらげ**、**牛乳**、**チーズ**などです。陰性の食材は、女性の更年期症状予防の他、全身の血巡りや潤いを促します。

ちなみに、〝元気の気〟を促す身近な食材には、玉ねぎ、鶏肉、そば、みかんなどがありますので、気持ちが落ち込むときや、倦怠感のある方は、陰の食材と気巡りを促す食材を併せて摂るとよいでしょう。

また、日頃のストレスケアには、セロリやローズマリーなどのハーブや、柑橘系の香りのある食材がぴったりです。柑橘類のフルーツの香りはスーッと癒されますよね。イライラなどストレスを感じた時には、オレンジやグレープフルーツの香りを楽しんだり、食後やおやつタイムにカモミールやミントなどの香りのあるお茶を飲んだりするとリラックスします。これらは男女共にオススメです。

陰と陽のバランスを表す太極図

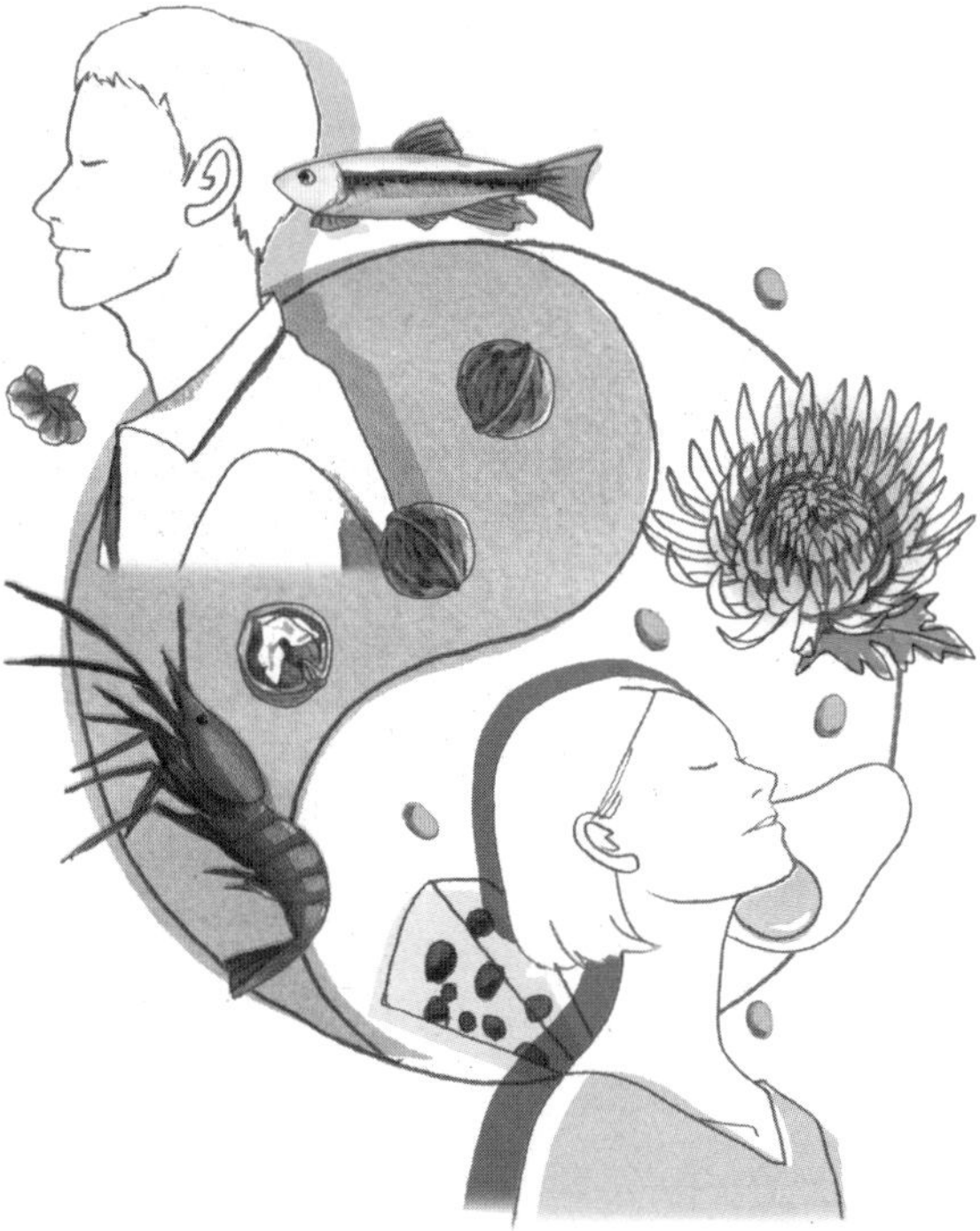

男性性を表す陽は太陽、女性性を表す陰は月を表します。私たち地球上の生物は、土から生まれる植物、植物を食べて育つ生き物の命を頂いています。太陽がなければ植物は育ちません。また、月は太陽に照らされ夜の地球に光を届けてくれます。そればかりか、月は引力の力によって海に波を作り、海の生物のバランスを整えます。つまり、水のバランスです。陰陽とはこの世の中のバランスの根源となっており、お互いに共鳴し合っているものなのです。

女性性をアップする〝黒い食材〟

陰性の食材の中でも、特に女性性を支えるために、**習慣的に摂りたい食材のキーワードは〝黒い食材〟です**（焦げたものは避けてください）。

中でも海苔や黒ゴマは、わざわざ料理をしなくても手軽に摂ることができますので、ぜひ食卓に常備してほしい食材です。おみそ汁に黒すりゴマをトッピングしたり、ご飯に海苔、黒ゴマをふりかけるなど、習慣化できるところから始めてみてください。

東洋医学でいう栄養学と現代医学での栄養学は概論に相違はありますが、よくよく考えてみると、説明の仕方が違うだけで実は共通するところも多々あります。

陰の食材は、現代医学から見ても、女性に多い貧血や乾燥、自律神経系の症状、美肌や美髪にも有効的なものばかりなのです。

薬膳＝料理ではない

陰陽や薬膳のお話をすると、「薬膳の考え方として、身体のバランスを取るために陰陽の食材を同時に摂る方がよいか」という質問をいただくのですが、答えはＮＯです。

普段のお食事では、バランスよくたくさんの食材や栄養素を摂っていただくことは大切ですが、例えば、乾燥や赤ら顔、ホットフラッシュなど、陰が弱まっている症状が顕著にあり、陰を補って養生したい場合に陽のものも一緒に摂ると、プラスマイナスゼロとなり、〝陰を補って養生する〟という目的が達成できなくなります。

料理と薬膳は別物です。陰陽の食材、清熱性のある食材、保温性のある食材など、さまざまな食材をバランスよく使うものは〝料理〟です。一方、**〝薬膳〟の場合は、あくまでもその症状ケアのために陰陽補うことを目的としているので、対極にある作用の食材を同時に摂ることはしません。**何か症状があり、その養生のためのアプローチ法が〝薬膳〟なのです。

すべての体質の女性へ！
女性性を上げる潤い薬膳茶

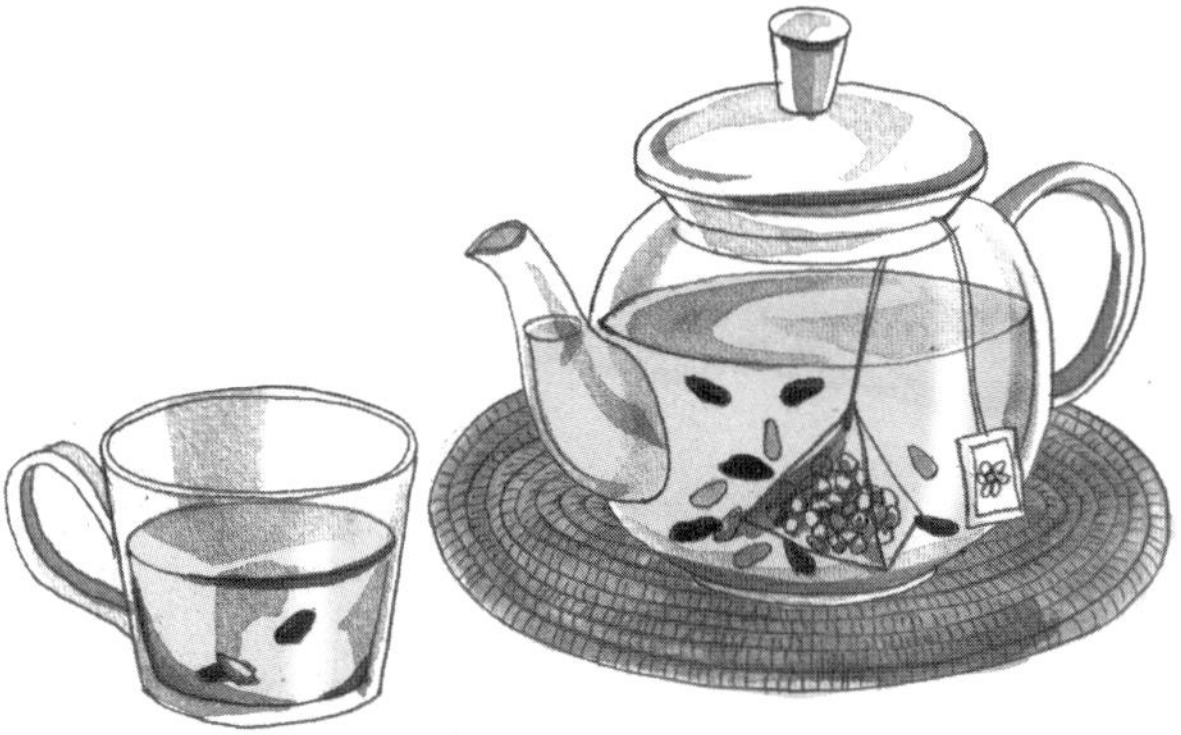

のぼせやホットフラッシュの緩和にオススメなのが薬膳茶です。気分が煮詰まった時に一口飲めばリラックス効果でストレスケアにもなりますし、ノンカフェインなのでどの体質の方も安心してお飲みいただけます。陰を補う食材なので女性性アップにも。カップに市販のカモミールティーバッグ１個と、クコの実、松の実を５粒ずつ入れてお湯を注ぐだけ。タンブラーに入れて持ち歩いても便利です。
※クコの実、松の実は食べても OK。

準備するもの

- カップやタンブラー
- カモミールティーバック１個（菊の花でも OK）、クコの実５粒、松の実５粒
- お湯 500cc

3つの食材で簡単！
症状を抑えるお手軽薬膳レシピ

陰性の食材を組み合わせて作る、簡単な薬膳レシピを紹介。
気になる症状がある時に、ぜひ試してみて。

【イライラに効く薬膳】

イカとセロリとカイワレの温サラダ

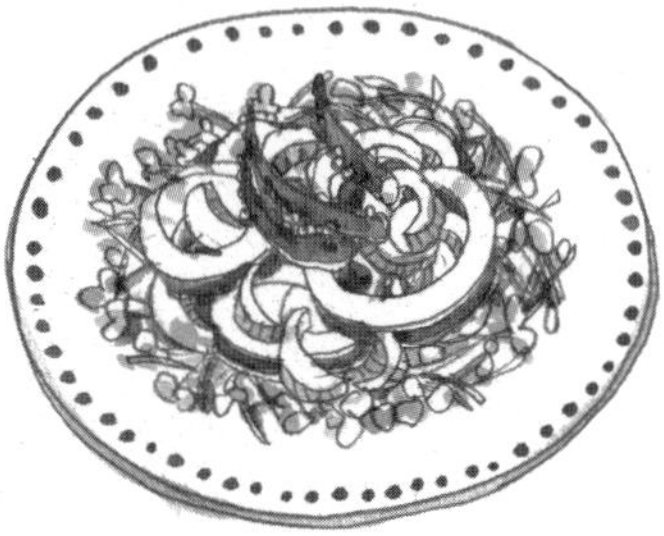

材料（2人前）

イカの胴 … 1杯
セロリ … 1本
カイワレ … 1パック
ごま油 … 大さじ1
塩、こしょう … 各適量

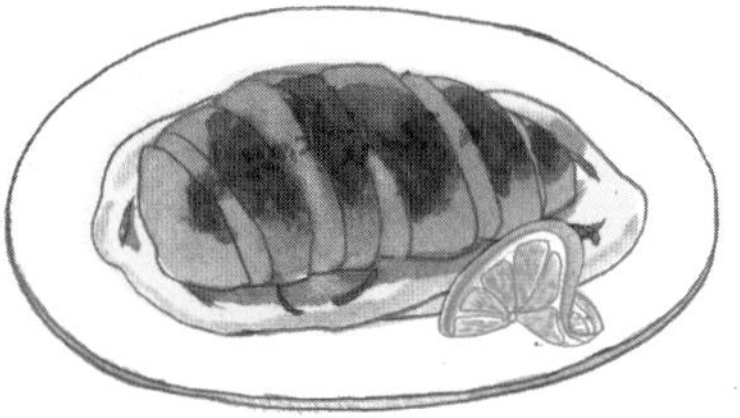

【元気を出したい時の薬膳】

オレンジソースの鶏ソテー

材料（2人前）

鶏もも肉 … 200g
玉ねぎ（中玉）… 1/2個
オレンジ100%ジュース … 100cc
はちみつ … 大さじ1
オリーブ油 … 大さじ2
塩、こしょう … 各適量

【肌荒れ、肌のくすみが気になるときの美肌薬膳】

きくらげと豚肉炒め

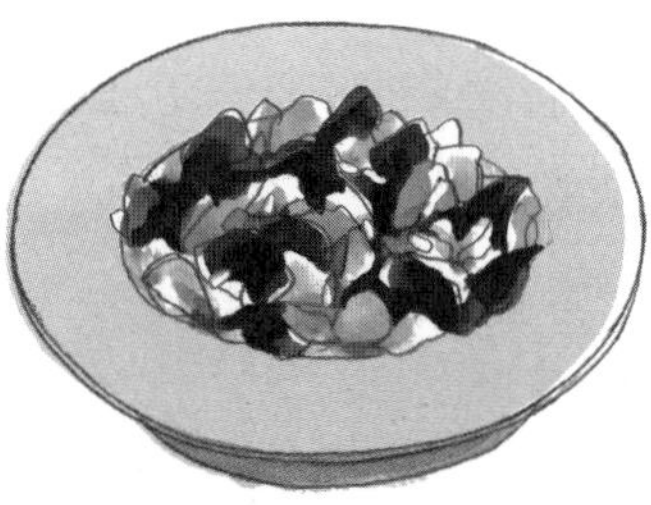

材料（2人前）

豚バラ薄切り肉 … 120g
乾燥きくらげ … 6g　長ネギ … 1本
ごま油 … 大さじ1　酒 … 大さじ1
塩、こしょう … 各適量
オイスターソース … 小さじ1
鶏がらスープの素（粉末）… 小さじ1/2
松の実 … 好みで適量

作り方

❶ イカは皮をむき、ワタと軟骨を外して水洗いをして下処理をしたのち、一口大の食べやすい大きさに切る。
❷ セロリは一口大に切る。カイワレは根元を落とし、水気をふき取る。
❸ フライパンにごま油を引いて中火で熱し、イカを入れて炒める。少し火が通ったらセロリも加えてさらに炒める。
❹ やや濃いめに塩、こしょうで味つけをし、セロリに歯ごたえが残る程度に全体的に火が通ったら火を止める。
❺ 皿にカイワレを敷き、その上から炒めたイカとセロリを盛りつける。

作り方

❶ 鶏肉は厚さ1cmにスライスし、塩、こしょうで下味をつける。玉ねぎは薄くスライスする。
❷ フライパンにオリーブ油大さじ1を引いて中火で熱し、玉ねぎをしんなりするまで炒め、塩、こしょうをして皿に盛る。
❸ 同じフライパンにオリーブ油大さじ1を引く。中火で鶏肉の皮目を先に焼き、焼き色がついたらひっくり返して裏面をじっくり焼く。
❹ 鶏肉に火が通ってきたら、オレンジジュースと蜂蜜を加えて弱火に10分ほどかけ、軽く煮立たせる。
❺ ❷の皿に鶏肉を盛り、上から❹のオレンジソースを回しかける。

作り方

❶ きくらげ（表示通り水で戻しておく）を一口大に切る。豚バラ肉は食べやすい大きさに、長ネギは青い部分まですべて斜め切りにする。
❷ フライパンにごま油を引いて中火で熱し、豚肉を入れて炒める。火が通ったらきくらげと長ネギを入れ炒める。
❸ 全体に油がなじんで火が通ったら、塩、こしょう、鶏がらスープ、酒、オイスターソースを加えて全体に炒めてなじませる。
❹ 皿に盛りつけて、松の実を散らして完成。

更年期世代がやせない3大原因

US版ヘルスケアマガジン『Prevention』によると、中年女性の体重は1年で平均0.7kg増加し、閉経後にはさらに増加。閉経と診断されてから年を追うごとに2.2kgずつ増える女性の割合は、なんと9割だそう！　50歳で閉経したとして、毎年2kgずつ増えていくと60歳になる頃には22kg増量する計算になります。「若い頃は1日食事制限しただけですぐに体重が戻ったのに…」と嘆く方も多いでしょう。中年太りの主な原因には女性ホルモン、成長ホルモン、睡眠ホルモン、幸福ホルモンなどの変化があります。

女性ホルモンの減少をゆるやかにする

女性ホルモンの代名詞、エストロゲンは、30代後半から徐々に減少していきます。エストロゲンは、生殖器の発達と維持の他、ボンキュッボンの女性らしいスタイルや美肌、美髪をつくります。その他には、自律神経を調整し心を落ち着かせる、脂肪燃焼をサポートする、食欲を抑制する働きなどもあります。

「生理前になると食欲が増してお菓子がやめられない！」という経験はほとんどの方にあるでしょう。**生理前は、エストロゲン数値が減少し黄体ホルモンが優勢になるので、食欲のブレーキが利かなくなるからです。閉経後もエストロゲンが急激に減少するので同じような状況に陥りやすくなり、肥満のリスクや病気のリスクも高くなります。**

　特に閉経後は、コレステロール値と血圧が高くなり、病気のリスクが高くなることは周知の通りです。その他には、インスリンの抵抗性（インスリンの効き具合）を増大させるホルモンが優勢になるので、糖尿病のリスクが高くなるだけでなく、お腹に脂肪が蓄えられやすくなります。エストロゲンの減少で下がる1日の代謝量はショートケーキ1個分といわれていますので、食事や運動で調整していかなければ、ショートケーキ1個分のカロリーがどんどん蓄積されていってしまい、おばさん体型まっしぐらに。また、エストロゲンが減少することによって、睡眠にも影響を与えます。睡眠中にホットフラッシュや動悸で目が覚めてしまい、そのあと眠れなくなるというのも多くの方が経験しています。

　女性ホルモンの低下は身体のあらゆるところに影響を与えますので、ストレスや寝不足が原因でホルモン低下を加速させないよう、生活習慣を整えていくという意識も大切です。

睡眠時間7時間未満は要注意！ 睡眠はやせる鍵

「寝不足は太る」ことはなんとなくみなさんご存知だと思います。では、なぜ寝不足になると太りやすくなるのでしょうか。ご自身の睡眠時間を思い浮かべながらリスク型かどうか見ていきましょう。

総務省統計局によると、現代の日本人の10歳以上の平均睡眠時間は7時間42分。調査開始の1960年と比べると、睡眠時間が1時間も短くなっています。特に**40、50代の女性の睡眠時間は7時間未満が大半で、成人の約35％は慢性的に寝不足**といわれています。

これには、オーバーワークや、スマホ依存、家事育児の負担が大きな要因になっています。

海外と比較すると、睡眠時間の長い国順に、南アフリカ：9時間22分、中国：9時間2分、インド：8時間48分、ニュージーランド、スペイン、アメリカも、8時間30分以上で、日本の平均睡眠時間のランクは29か国の調査中28位のワースト2位です（2014年世界の平均睡眠時間OECD国際比較調査）。ちなみにワースト1位は韓国。

睡眠時間とストレスの関係においては、寝不足が続くと疲労感が抜けなくなるというのは容易に想像できると思いますが、逆に、睡眠時間が長ければ長いほど、「幸福度を感じる」というデータもあるのです。確かに、8時間くらいぐっすり眠れた日には、「あ〜よく寝た〜！」と満足度が高いですよね。

私のサロンにくる方のほぼ全員が「疲れが取れない」とおっしゃり、何かしらの不調を訴えているのですが、一日の平均睡眠を聞くと「5時間前後」とのこと。これは睡眠時間上位国の1／2です。これでは疲れが取れませんし、不調が出て当然です。**たった1日寝不足になるだけで、ストレスが解消されずに代謝も落ちますし、寝不足の人は年齢を重ねるごとにメタボになりやすいことも分かっています。**

寝不足になると身体にストレスが蓄積され、脳はストレス回避のために幸福度を上げようとします。その幸福度が瞬時に上がるのが満腹中枢が刺激されたときです。つまり、過食のスイッチが入るのです。特に脳が疲れているとチョコレートなどの甘いものが欲しくなりますよね。代謝が落ちているところへ甘いもの…太らないわけがないのです。

また、**脂質や糖質の代謝を促してくれる成長ホルモンは、夜の睡眠時に分泌が盛んになり入眠後1時間でピークに達します。しっかり睡眠時間を確保しないと、ダイエットの代名詞でもある成長ホルモンの分泌が鈍り、やせにくい身体を作ってしまうのです。**

入眠や途中覚醒に関してのご相談も多いのですが、入眠が悪い方は、カフェインや辛いものなどの刺激物を避けるだけでなく、光に注意することも必要です。

入眠時に分泌されるのが、メラトニンという睡眠ホルモンの一種なのですが、メラトニンは暗いところで分泌されます。メラトニンが分泌して初めて私たちは眠りにつくことができます。このメラトニンは光に反応して分泌が鈍りますので、寝る時にはしっかり光を遮断することが重要になります。部屋の電気を暗くして、ベッドに入ったらスマホなど液晶の光は視界に入れないようにしましょう。

それから、睡眠不足は女性の場合は乳がん、男性の場合は前立腺がんの発症リスクも高めます。しっかりした睡眠が取れないと免疫力も落ちますので、病気のリスクは上がってしまいます。こうして見てみると、昔で言う「寝れば治る」は本当かもしれませんね。睡眠時間の見直しと確保はしっかりしていただきたいです。

セックスレスで幸福ホルモンの鈍化

これまでのお話で、ストレスがいかに太りやすい身体を作るかということは分かっていただけたかと思います。ストレスは太るだけでなく、血圧を上げますし、精神的にも不調をきたしますので、日頃から発散していかなければ寿命を縮めることにもつながります。そこで重要なのが、ストレスを回避するための幸福ホルモンを分泌させることです。

特に、オキシトシンと呼ばれるホルモンは、分娩や授乳を促すホルモンとして知られているのですが、人の肌に触れたり、温かい体温を感じたりすると分泌されるので、抱擁ホルモンとも呼ばれています。

赤ちゃんやペットを抱っこしたり、体温の高い人に抱きしめられたりすると、ふ〜っと息が抜けて安心感や癒しを得られますよね。その時に分泌されているのが、このオキシトシンです。

オキシトシンは、身体に安心感や幸福感を与え、痛みを和らげる効果もあります。つまり、ストレスから解放してくれる大切なホルモンです。

以前、こんなエピソードを聞きました。

夫とは、息子ができてから20年間一度もセックスをしていないという56歳の女性が、イケメン揃いの整体院へ通うようになったらみるみるやせていったのです。特に食事制限などのダイエットをしていたわけでもなく、月に2回、半年間イケメンにボディケアをしてもらって8kg減！「いろんな意味で羨ましい〜！」なんて女子トークで盛り上がった話題でした。

男性の大きくて温かい手で腰や背中を優しくなでられながら会話（しかもイケボ！）をする時間がとっても楽しかったそうです。整体院の帰りには、身体が軽くなり、気分も上がって幸福感に満たされ、自然とお酒の量や甘いものの間食が減っていたというのです。しかも1年前に終わったと思っていた生理までできちゃった（笑）！

これには一同大爆笑し、生理までカムバックさせた野性味に感心するばかりでしたが、セックスレスのこの20年間が、どれだけストレスを溜め込む原因になって過食に走らせていたかということですよね。

また、やせてくると、少しずつオシャレや食べるものにも意識が向くようになりますから、美容にも健康にもいい循環が生まれてきます。

オシャレをする女性は、女性ホルモンの分泌が盛んになるという例もあります。
以前あるテレビ番組で、女性がお気に入りの洋服を着て外出した時と、部屋着で外出した時のエストロゲン量の変化を計測するという実験がありました。結果は、**お気に入りの洋服を着ている時の方が、エストロゲンの数値が上がっていたのです**。お気に入りのファッションは自信につながりますよね。自信のある女性は、歩き方も堂々としていて表情もよく、目を惹くものがあります。

イケメン整体院通いの彼女がみるみるやせたのは、男性の手で体温の受け渡しをしたことでオキシトシンが定期的に分泌されたことと、それに伴って女性ホルモンの分泌も促された結果といえます。
つまり、一番の体温の受け渡しであるセックスは、ストレスホルモンを低下させ、幸福感を満たし、やせやすい身体を作って健康へ導くことにつながります。

〝名器〟を育てるは中年太りを解消する

この章の最後に紹介したいのが、〝膣ケア〟（p.150〜155）は名器を育て、ダイエットにつながるということです。

年齢を重ねていくと、骨盤内の臓器を支えている骨盤底筋群がゆるみ、尿もれや、お尻の雪崩現象が起こってきます。加えて、特に出産経験のある方は、下半身の筋肉が弱り、内臓が下垂し子宮が膣から落ちてくる子宮脱というリスクも高くなってきます。あぁ女って大変！

ですので、やはり膣ケアや下半身のトレーニングは必須なのです。

日本人女性の膣トレについては、実は江戸時代にも記録が残っています。

「〜一日働き練れたる開（ぼぼ）ゆえ、ひとしお、うまし」

開（ぼぼ）とは女性器のことで、当時の俗称です。**よく歩く女性は膣が鍛えられ、締まりがよくなり感度が上がるというのです。**

締まりのよい膣というのは、コアの筋肉がしっかり鍛えられ、お尻もキュッと引き締まって子宮脱や尿もれしにくい膣です。しかも、感度も上がるとありますから、男性器も締め付けられる〝名器〟ということです。

またその道のプロ、江戸遊女においては、「～尻を締めて、我が身を左右へ揺り廻し、尻をしむれば、玉門（＝膣）締まる故により～」という秘技を持っていたようです。

江戸時代においての相手選びの定番は「一に顔（＝容姿）、二に床（＝床上手）、三に手（＝手練手管）」という時代でしたので、昔の女性たちはよく歩き、お尻をギュッと締めながら下半身を鍛えていたようです。

「歩く」については、下半身の筋肉を鍛えて膣トレになるだけでなく、脳や心のパフォーマンスを上げてくれる効果もあります。

うつ病や自律神経失調症の改善方法として「日中の散歩」は基本となっているのですが、**テンポよく歩くことは身体にリズムを作り、自律神経を整える効果があります**。歩いている時にアイデアが閃くなんて経験ありませんか？

かの有名なスティーブ・ジョブズは重要な会議は会議室で行わず、何時間でも公園を歩きながらしていたという逸話もあるくらい、脳への刺激があることが知られています。歩くことによって、カロリーが消費されるだけでなく、呼吸や心拍数、筋肉の振動からリズムが脳に伝わり、脳がいい状態になります。脳神経はそのいい状態を全身に伝えますから、気分の高揚やクリエイティブ脳も育てるのです。

また、定期的に散歩をしている人は、脳卒中や心臓発作のリスクが31％も減少するといわれています。

さらに、40歳以降、1日に11分の早歩きや活発な運動をするだけで平均寿命が1.8年延び、1日に1時間以上、ランニングやエクササイズ、水泳などの活発な運動をした場合は4.2年寿命が延びるというデータもあります。

そもそも歩かなくても、ただ立っているだけで1時間に107kcalも消費し、軽いウォーキングでは180kcal消費します。歩くことにより、下半身が鍛えられ、名器につながる膣トレになり、そして、中年太りを解消して健康増進につながるのです。

ですから、よほど疲れている時は別として、電車で席を探したり家の中ですぐにソファーに倒れ込むのではなく、立っている時間を意識する、天気のいい日は歩いて出かけるなどの習慣を生活に取り入れていきましょう。

身体作りのまとめ

その1：ストレスを発散させて女性ホルモン減少を防ぐ
その2：睡眠時間確保で成長ホルモンを分泌させる
その3：アタッチメントを大切にし幸福ホルモンを分泌させる
その4：なるべく立ったり、定期的に歩いて膣と自律神経を整える

Column

牡丹の花は女性性の象徴

豪華な花弁を開く牡丹は江戸時代にとても人気のあった花です。

江戸時代を司った徳川家ゆかりの日光東照宮にも豪華絢爛な牡丹の花のレリーフなどをいくつも見ることができます。その他、全国で憧れの的だった当時のスーパーアイドルでキャリアウーマン、太夫や花魁にも牡丹という名がつけられました。

また、女性の会陰も“牡丹”という俗称でいわれたほど、女性性を象徴する花でした。現在の俗称は、「お万（まん）の方様」由来だともいわれています。

お万は家光よりみそめられ3代将軍家光の側室として大奥に入りましたが、大奥総取締役で知られる春日局の死後、後任を任されたという、最も出世したバリキャリウーマンです。

現在の俗称の由来を聞くと、つまりは「できる女の象徴」ということになりますね。

Part 3

Mind

―こころ―
人生を好転させる心の整理整頓法

“自分の人生こうあるべき
なんて
決め込まない方がいい”

黒柳徹子

母性や女性性＝優しさ。は間違い

温泉が好きでよく近所のスパに行くのですが、その店内でよく目にする光景があります。パタパタとすばしっこく駆け回る小さな子どもがいると、周りにいる女性たちは決まって目を優しく細め、口角を軽く上げながらその子どもを目で追っています。その場にいる多くの女性が「母親の顔」で見守っているのです。その女性たちは、普段ヒステリックかもしれないし、落ち込みやすいのかもしれないし、母親を経験していないかもしれないのですが、みんなが同じ表情を浮かべて子どもを見守っている姿は、まさに女性にプログラムされた母性の神秘だなと感心します。

日本で求められる母親らしさや、女性らしさそのものだと感じます。ただ、その反面、「キレたら怖い」のも女性ですよね。特に女性の脳は、右脳と左脳をつなぐ脳梁《のうりょう》が男性よりも多いので、脳内では入ってきた情報と過去の記憶の〝紐付け〟が活発に行われます。この結果、一つの論点から過去のあれこれがいちいち紐づいて話が拡大し、イライラが爆発。そして弾丸のように「言葉」が飛び出します。

子どものお迎えに遅刻したことで叱られていた夫が、気がつけばあれこれと過去の話を持ち出されて、最終的に存在自体否定されてしまったというのもよく聞く話です。そのため、私たち女性は言葉の弾丸ミサイルには特に気をつけなければなりません。

日本での母親像や女性性とは、「穏やかで優しい女性」が理想や象徴とされていますが、対極には「暴力性」もあるということを忘れてはいけないのです。

子宮の象徴である残虐神・カーリー

インドでは、カーリー神という超人気の女神がいます。普段は家族である夫のシヴァ神（破壊と再生、ヨガと性愛の神）と息子のガネーシャ神（象の顔をした学問、商売繁盛の神）をとても大切にし、世の中を愛で包む美しいサラスバティという女神ですが、ブチギレると真っ黒な身体に赤く長い舌を垂らして男たちの首を狩り、その生首をネックレスにして首から下げる残虐の女神カーリーに豹変。カーリーの怒りを鎮めようと夫のシヴァはカーリーに自分を踏みつけて落ち着くように説得します。それも、破壊神とは思えないほどとても穏やかな表情で。シヴァは尻に敷かれるのが上手な神だったのかもしれません。

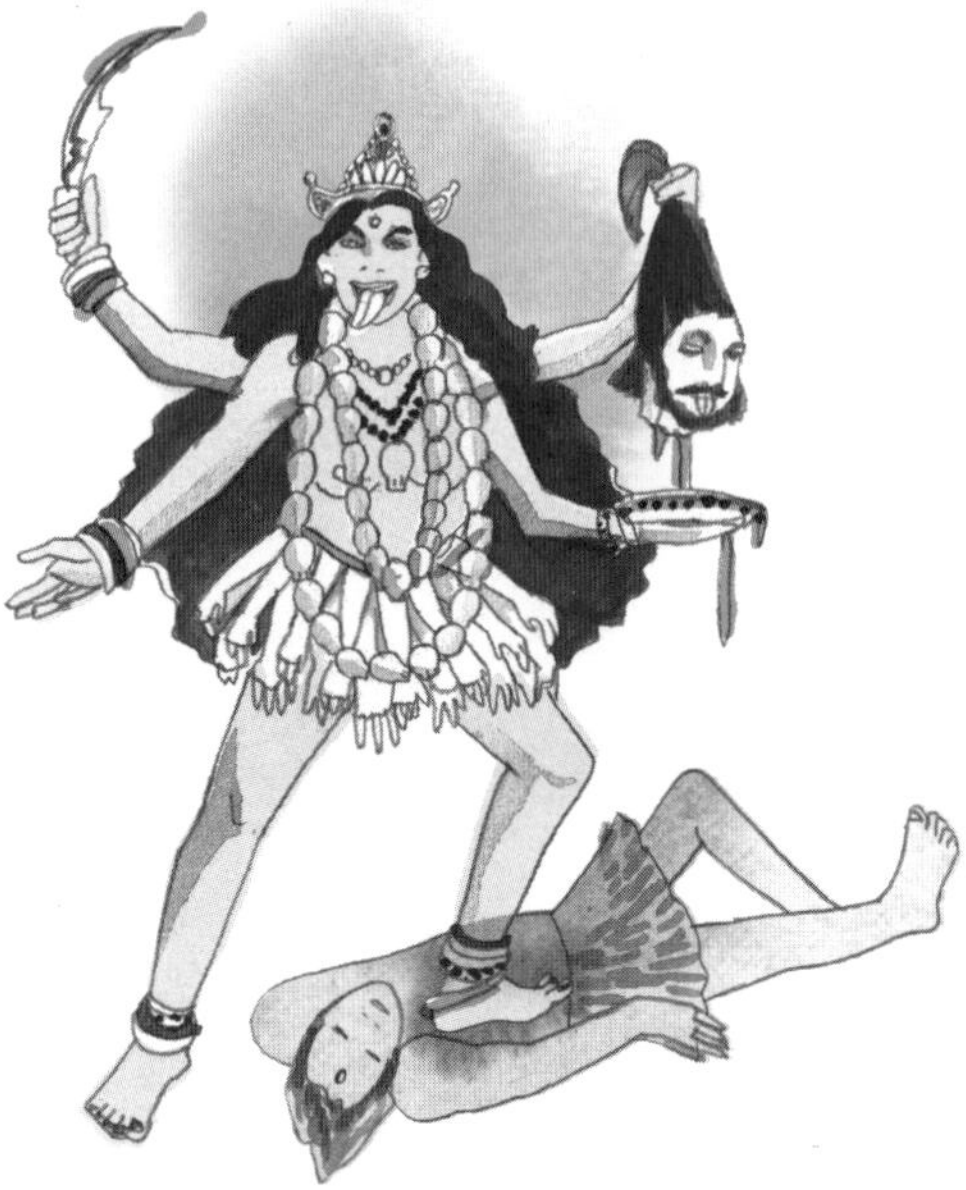

インドでは日本とは対照的に、後者の残虐の女神カーリーが母性の象徴とされています。また、インド医学では、身体の各臓器は各部屋と考えられており、各部屋に担当の神があるのですが、カーリー神が担当するのは「子宮」なのです。

「私は女性なのに優しい心を持てない」と悩んでいる方がいれば、何も不安に思う必要はありません。母性とは優しさ以上に強さが象徴とされているインドを見れば、**母性や女性性というのは暴力性もあって然るべきもの**なのです。

あんなに優しかった彼女はいずこへ

特に日本人女性の場合、出産を経て母親になってから暴力性が増す方が多い印象です。家事育児の女性負担が大きいことも理由の一つですが、母性ホルモンも影響しています。母性ホルモンは、子どもの命を守るためにもあります。何しろ赤ちゃんというのは超未熟な状態で生まれてきますので、放っておけばすぐに死んでしまう存在です。少しでも危険を察したら、**子どもを守るために母親の暴力性が台頭してくるのはある意味仕方のないこと**ではあります。

こちらは男性から多いご相談なのですが、出産するまでは穏やかで優しかった妻が、母親になった途端に当たりが強くなり、物に当たって家の物を壊したり、言葉だけでなく暴力をふるうようになったという方もいます。特に外国人男性が日本人女性と国際結婚した際の変貌ぶりは相当インパクトがあるようで、離婚率が高いようにも感じます。

やはり夫の対等な育児参加は母親の暴力性を抑え、お互いのストレスを軽減するためにも必要なことなのです。

「嫌い」はなんのためにあるの？

そもそも、なぜ私たちはイライラしたり、キレたり、誰かを嫌いだと感じるのでしょうか。この感情は何のために備わっているのでしょうか。

苦手だと感じている相手のことを思い浮かべてみてください。

その相手は、あなたの敵になる人ですか？　または、嫉妬の対象でしょうか。過去にマウントを取られた、嫌な言い方をされた、話が通じない、嫌な思いをさせられたなどといった人に拒絶反応が出るということは、多くの方が一度は経験しているのではないでしょうか。

そういった相手が一定の距離に近づくと、不快に感じますよね。これは、自分にとって危険だという脳の信号です。

つまり、**苦手や嫌いだと感じたり、イライラしたりするのは、危険を近づかせないための働きであり、危険から身を守るために必要な感情**なのです。

ですので、そのような相手とはまずは無理に仲良くなろうとせず、ほどよい距離を保って接することが大切です。ただし、単に相手が嫉妬の対象だという場合には、その相手が気にならなくなるくらいに自己成長していけばいいのです。そうすることで、簡単に克服していくことができます。つまり、自己実現に向けて行動あるのみです。

その他には、「高齢者はなぜ短気なのか、怒りっぽいのか」という質問を受けることもよくあるのですが、これも似た現象といえます。

特に認知症になりますと、状況把握ができなくなり、適切な判断が難しくなります。そういう場合に私たち生き物は、身を守るためにどのような手段を取るのでしょうか。大らかに受け入れるか、怒るか、どちらだと考えますか？　もうお分かりですよね。危険を近づかせないための行為、「怒る」が優先されるのです。

言い換えれば、「大らかさ」や「心に余裕がある」というのは、脳のパフォーマンスがいい状態とも言えます。みなさんも、ストレスフリーの状態や、いいことがあった日は、いつもよりも笑顔が増えて人に親切にしたくなりませんか。

笑顔で優しい自分を保つためにも、ストレスを全身に伝える脳や心を常にデトックスしていくという意識は大切ですね。

人の不幸は蜜の味

メディアを見ていると、有名人の不倫報道に対するバッシングは一向になくなりません。他人のことなのに、まるで自分が被害に遭ったかのように相手を攻撃する様子は異様ともいえる光景です。実はこれもリスクヘッジの心理が働いているので、この先もなくなることはないのです。

「人の不幸は蜜の味」という言葉がありますが、これは単に不幸に遭った人を面白がっているのではなく、**他人の失敗談を見聞きしながら、「もし自分に同じような状況が降りかかってきた際にどうすべきか」と、自分に置き換えてシミュレーションをしている**のです。

そのため、リア充のハッピーな話題よりも、失敗談を見聞きしている時の方が面白い、または、まるで自分のことのように不安になったり怒りを覚えたりと、感情が揺さぶられるのはこのためです。

特に、他人のことも自分のことのようにキャッチしてしまう繊細タイプの方や、自己肯定感の低い方であるほど、世の中に対する不安が大きくなります。

不安が大きいということは、世の中に危険がたくさんあるということになりますから、脳内では危険回避のためのシミュレーションが活発に起こります。

有名人の不倫報道に対して、自己肯定感の高い方はさほど興味を示しませんが、パートナーがいなくなった場合の生活に不安を覚える方や、パートナーに対して精神的依存が強い方ほど不倫報道に過敏反応してしまうというのは、ある意味当然の反応なのです。

更年期は我慢ができなくなる

更年期症状で悩んでいる方の半数に精神的な不安定さがあります。

Ｐａｒｔ１でもお話しした通り、更年期は身体の中で貯水池の再建工事が起こっていますので、これまでの「当たり前」に変化が生じるのは当然のことです。ですので、過去の「当たり前」に囚われず、これからの自分を受け入れていかなければなりません。

一つの傾向として、更年期に入ると今まで抑えられていたことがコントロールできなくなる方が多いです。

例えば、本当はイライラしやすい性格なのに、それを表に出さずにずっと我慢して抑えてきた方は、感情のコントロールが利かずに大爆発を起こしやすいですし、本当はすぐにクヨクヨする性格なのに、無理に強がって生きてきた方は随分と泣くようになり、旅行が好きなのに出かけるのをずっと我慢してきた方は、発作のように突然あちこち出かけるようになります。とにかく、本当の自分を抑えられない、我慢ができなくなります。

日本人は内向性が強い民族です。小さな島国な上に、長屋文化で様々なものをシェアしてきた日本では、本音は少しずつ我慢して周囲に合わせ、全体的な機能性を重視してきました。**「本音と建て前」を使い分けるのも日本人の特性で、我慢に加え、自分にどこか嘘をついて生きている**のも特徴です。

また、日本では祖先信仰と八百万の神が信じられています。日頃からご先祖に見守られていると感じ、心のよりどころにしていますが、見方を変えれば監視されている心理が働くことでもあります。さらに、すべてのものに魂が宿るという考え方もあり、**私たちは節々で自己主張には無意識にブレーキを踏みながら生活をしています**。これまで少しずつ、それも無意識に蓄積された我慢がストレスのマグマ溜まりとなって爆発を起こすのも無理はありません。

中国人やスペイン人の友人と話していると、たった今大声で笑っていたかと思うと急に泣き出したりと、会話の中で感情や表情がジェットコースターのように次々と変わっていきます。一つ一つの感情をめいっぱい表現する彼らと出会う度に、いつもどこかで羨ましく感じます。そして、更年期に入っても変わらない彼らを見ていると、やはり日頃からエネルギーを外に発散するというのがどれだけ大切か思い知らされます。

感情の起伏への不快感と不安

先ほども述べた通り、どのような感情も必ず必要性があって私たち人間に備わっています。しかし、本来自律神経やホルモンバランスが正常に働いていれば起こらない感情の変化というのもあります。

不安定な自分の感情にいざ向き合うと、「今まで自分が思っていた自分」とはまるで別人のように感じて不安になるものです。うつ病やパニック障害などを過去に経験してきた方は、思ってもみない自分と出会った時の動揺は記憶から消えずにいると思います。それくらいインパクトのあることです。

怒りやイライラが続けば脳が常に興奮状態になります。しかも、そのエネルギーを外に発散せずに我慢し続けた場合、エネルギーの矢印が身体の外に向いて発散されるのではなく、自分の中に向いてしまうので動悸などの不快感や高血圧の原因にもなります。また、強い動悸が起これば今度は不安になって気落ちしていきます。とにかく、感情の起伏というのはとてもエネルギーを使います。

東洋医学では、これを「気が余っている状態」「気が滞っている状態」といいます。更年期症状の治療で漢方や薬膳を用いる際、気の滞りを解消するもの、気血のバランスを整えるものがメインとなるのは、ほとんどの場合がこの気血のバランスが崩れているからです。

感情の発散は、内向性の強い日本人だからこそ積極的に行ってほしいことです。運動をして身体に溜まったエネルギーを発散する、気心の知れた友人と笑ったり泣いたりして会話を楽しむ、映画を見て大泣きするなど、ぜひ試してみてください。

感情の起伏は強いエネルギーになる

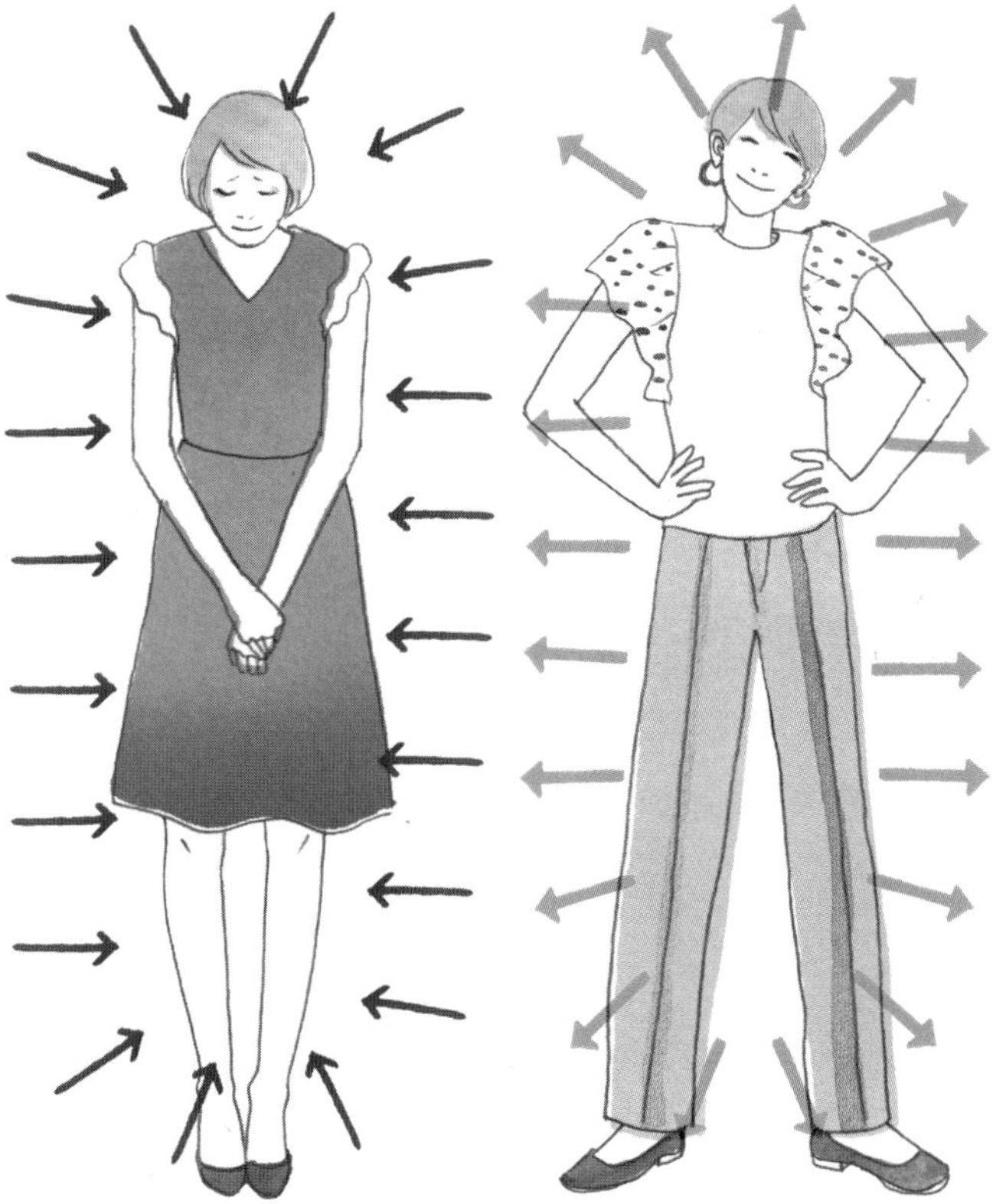

感情を抑制し続けると、エネルギーの矛先は自分の心を攻撃してしまいます。運動などで感情のエネルギーが外に発散されると心身がスッキリするはず。

〝おしゃべり〟で脳内に起こること

この章の冒頭では、女性の脳は言葉を次から次へと沸き立たせるのが得意だというお話をしましたが、やっぱりみなさんおしゃべりが好きですよね。何かあると友人に連絡をして話を聞いてもらう、カフェでお茶をするという名目でおしゃべりをする。とにかくアウトプットを積極的にするのが女性という生き物です。

では、おしゃべりにはどのような効果があるのかということですが、私たちが何か解決したい時には、ネットで検索をしたり、誰かに相談をしたりします。その時に具体的な解決策を教えてほしいのが男性脳で、逆に、解決策が特に必要ないのが女性脳です。

実はアドバイスなどいらないのに相談と題して話をしまくる、単に話を聞くだけに徹してほしいのが女性脳なのですが、これに何の意味があるのかと、男性から見たら不思議で仕方がないと思います。

これは、**話を聞いてくれる（自分を受け入れてくれている）相手が目の前にいるという**

安心感を基に、たくさんの情報を出力しながら、脳の情報整理を行っているのです。

例えば部屋の中で小さなピアスをなくしてしまい、捜そうと引き出しや衣装ケースの中身を取り出して、かえって散らかしてしまったとします。脳の中でも同じようなことが起きています。溢れた物の中からなくしたピアスを捜すように、おしゃべりをしながら一つ一つ物事を整理して、大切なピアスの在処を探しているのです。つまり、おしゃべりは自分の悩んでいる原因を誰かに教えてもらうのではなく、〝自ら捜し当てる〟ための大切な作業なのです。

もう一つ、私が介護職時代に気が付いたおしゃべりの健康効果があります。

昭和世代の男性は、世の中から寡黙さを求められていたので、おしゃべりをしない人が多数でした。それに比べ、女性たちは井戸端会議やご近所づき合いなど、外でばったり出会うと時間を忘れてしゃべるしゃべるしゃべる（笑）！　**よくしゃべる女性は寡黙な男性に比べて、喉の筋肉が発達しているせいか、嚥下障害を起こす方が少ない**印象でした。誤嚥性肺炎も老後に気をつけたいことですので、おしゃべりや、歌を歌うのは喉の筋トレにも効果抜群なのです。

クリエイティブ脳を作る発想の転換

ネガティブな感情だって時には大切な存在です。しかし、私たちは明日がある以上、なんとか前に足を運んで生きていかなければなりません。あぁ辛ぁ〜。

私は幼少期に耳にタコができるほど母に言われてきた言葉があります。それは「いかに発想の転換をするか」ということでした。生きる力とは、頭のよさや学歴よりも何よりも、実はこれに尽きるように感じます。

Part 2で、私自身子どもの頃は身体が弱かったとお話ししましたが、この身を救ったのは紛れもなく発想の転換でした。

小学校3年生の頃から不登校を繰り返し、高校、大学、専門学校は出席日数ギリギリ。大学3年になり、就活を意識し始めましたが、将来社会人になって活躍している自分の姿が全く想像がつきません。さてどうしたものか…と思い悩んでいたところ、ふと頭に閃きが生まれました。「雇われなければいいんだ。社長になればいいんだ」と。21歳の時、最大に脳をフル回転させせた結果がこれでした（笑）。

しかし卒業後はなんとか就職し、在宅介護の仕事を2つ掛け持ちしていました。不規則なスケジュールを調整しながら生活していましたが、介護保険法改正、スタッフ不足などが続き、多忙から当然のごとく身体を壊し、またお先真っ暗。このまま明るい未来なんて縁がないとすっかりふさぎ込んでしまいました。そんなある日、ふと学生時代のことを思い出しました。「そうか、雇われなければいいんだ！」と。

就職氷河期、もうこれしかない！と腹を括り、都内の異業種交流会に参加しまくってはビジネスになるものを探し回る日々。8紙の新聞を毎朝チェックし、とにかく知識を詰め込んでいきました。

多くの方々と出会う中で、やっぱり自分が本当に好きなものをやりたい、好きなものでないと、人にそのよさが伝わらないと思うようになり、原点回帰。アーユルヴェーダスクールに通い、東洋医学を学んで今に至るわけです。

若かりし頃の気持ちの勢いってすごいなと改めて自分のことながら思うのですが、あんなアホみたいな閃きが、自分の人生を大きく変えるきっかけになったのはいうまでもありません。**発想の転換、ポジティブ発想というのは、脳と行動をクリエイティブに導き、生きる力の原動力になる**のです。

Memo activity

人生好転！
メモ活でセルフカウンセリング

私が心理カウンセリングを行う際に、クライアントに必ずやっていただくことがあります。それは、メモと日記の記入です。

心に余裕がなくなっている時や心の在り方を見失ってしまっている時というのは、とにかくすべてのことに対して不安になりますし、敏感にもなります。自分には関係がないのに、隣で仕事をしている人の仕事ぶりから他人のラーメンの啜る音まで、あらゆることが気になって仕方なくなります。

なぜそのことを不安に感じるのか、なぜ敏感に反応してしまうのか、根本原因を知るには、「なぜ？」を繰り返していきます。**放っておけば、トラウマとして心にこびりついてしまうことも多々ありますので、あれ？　と思った時には無視をせずに原因追求をすることが大切です。**

以前クライアントから、こんなことを言われました。「スズキマリという名前が嫌いです」。ガーン。親がつけてくれた名前を否定されたぁ、といささかショックを受けつつ、「なぜですか？」と尋ねると、「子どもの頃、スズキマリという同級生に毎日嫌がらせをされていました」と。「確かにそれはトラウマになりますね！　スズキマリめー！」と半分本気、半分冗談で答えました。

〝スズキマリ〟にトラウマを抱えながらも、毎月通ってくださるようになり、心の距離も縮まった頃に「まだ、スズキマリが嫌いですか？　違う角度から見てみてはどうでしょうか？」と投げかけたところ、「悪いスズキマリばかりではない。害のないスズキマリもいる。問題なのは、ただあの時のスズキマリだけだったんです」と（ほっ）。この方は、〝害のないスズキマリ〟と繰り返し会うようになり、〝害がない〟ということを学習してトラウマ克服につながったよい例でした。

人は無意識に支配されて生きており、記憶も無意識に変化していきます。時間が経てば経つほど記憶が少しずつ変化し、歪んだりもします。噂話がよい例です。時間をかけて人に伝わるたびに内容がどんどん変わっていき、論点がずれていってしまいます。解釈の仕方や重要なポイントは人によって異なります。それぞれ違う尺度の中で理解しようとしますので、内容と論点が変わっていってしまうのは仕方のないことです。しかしこれと同じようなことは、自分自身の中にも起こるのです。

すごく嫌だと思っていたことを後で思い返した場合、過去のその時の自分ではなく、〝今の自分の尺度〟の中で思い出そうとします。そこで、自己成長を遂げられていれば、「あの時の悩みはなんだったのだろう、大したことではなかった」と思えるのですが、嫌な記憶にいつまでもこだわってしまうと、脳のリスクヘッジと自己防衛が相まって、記憶の中で実際起きたことよりも大事になっていたり、誰かのせいにしてその相手に憎悪を感じるようにもなってしまいます。

人の記憶や認知というのはスライムやアメーバのように形状を変化させるのです。ですので、記憶が歪んでしまう前に、嫌なこと、ネガティブなことは無視をせずに早めに対処、消化していきましょう。**心の症状も早期発見・早期治療が肝心です。**

自分の嫌いなところや認めたくないところと向き合うのはとても怖いことですし、エネルギーのいることですが、カーリー神を思い出してください。そういう面もあってよいのです。むしろ、そういう面も身体や心を守ってくれている一部だと理解して受け入れてあげてください。

人は嫌なところばかりではありません。自分のいいところもちゃんと認めて受け入れる。一つのもの、**ひとりの人間の中には、よいも悪いも同居してバランスを取っているものです。そのすべてが「私」なのです。**

このような記憶や心の整理をする上で役立つのが、メモと日記です。みなさんもノートに、日々の出来事や思ったこと、前述した「発想の転換」などを書いてみましょう。どんなくだらないこと、ささいなことでもOKです。さぁ心の旅に出かけましょう！

Memo activity

脳と心を解放する メモ活レッスン

準備するもの

・線のないノートまたは紙・ペン2色

※枠組みに囚われず自由に書けるように、あえて線のない真っ白のノートや紙がよいです。ペンは、黒と目立つ好きな色の２色を準備。ポジティブなこと、結果を出せたことは好きな目立つ色で記入。後から見返したときに、過去の自分に慰められますよ。

{書き方のポイント}

① ささいなことでOK！

少しでも不安に感じたこと、少しでもできたことをメモしましょう。頑張ってノートを全部埋める必要はありませんし、簡単なメモ程度でもOKです。

② 安心できる誰かに話すように書く

脳内にあるたくさんの言葉をアウトプットすることが脳の整理整頓につながります。文章の脈絡などは気にせず、目の前にいるもうひとりの自分、または大好きな“推し”に話しかけるような気持ちで出てきた言葉を並べてみましょう。

③ 手書きをする

スマホのメモ機能を使用してもよいのですが、筆圧を感じながら手で書くと気持ちの発散にもなりますし、手書きの方が後々“自分の字の状態”を見て、その時の感情をフィードバックすることができます。

注意する点

・記入した内容をSNSには上げない

“自分だけのメモ、日記”をつけることに意味があります。SNSに投稿する時点で、「他人の評価」を意識してしまうので、ピュアな情報整理にはなりません。自分しか見なければ、いくら毒を吐いても炎上しませんので、自由に書き放題です！

・やめたくなったらやめてOK！

気になったことをどんどん書いて発散させていくうちに、急に書くことを忘れる日が来ます。書きたくなるほどのことがなくなるということは、つまり、心の状態も回復してきている証拠です。また、書くことで自分の心と向き合う時間が多くなり、かえって苦しくなる場合もあります。その際は無理をせずに、休み休み気が向いた時に書き出してみてください。やめたくなったらいつでもやめていいのです。

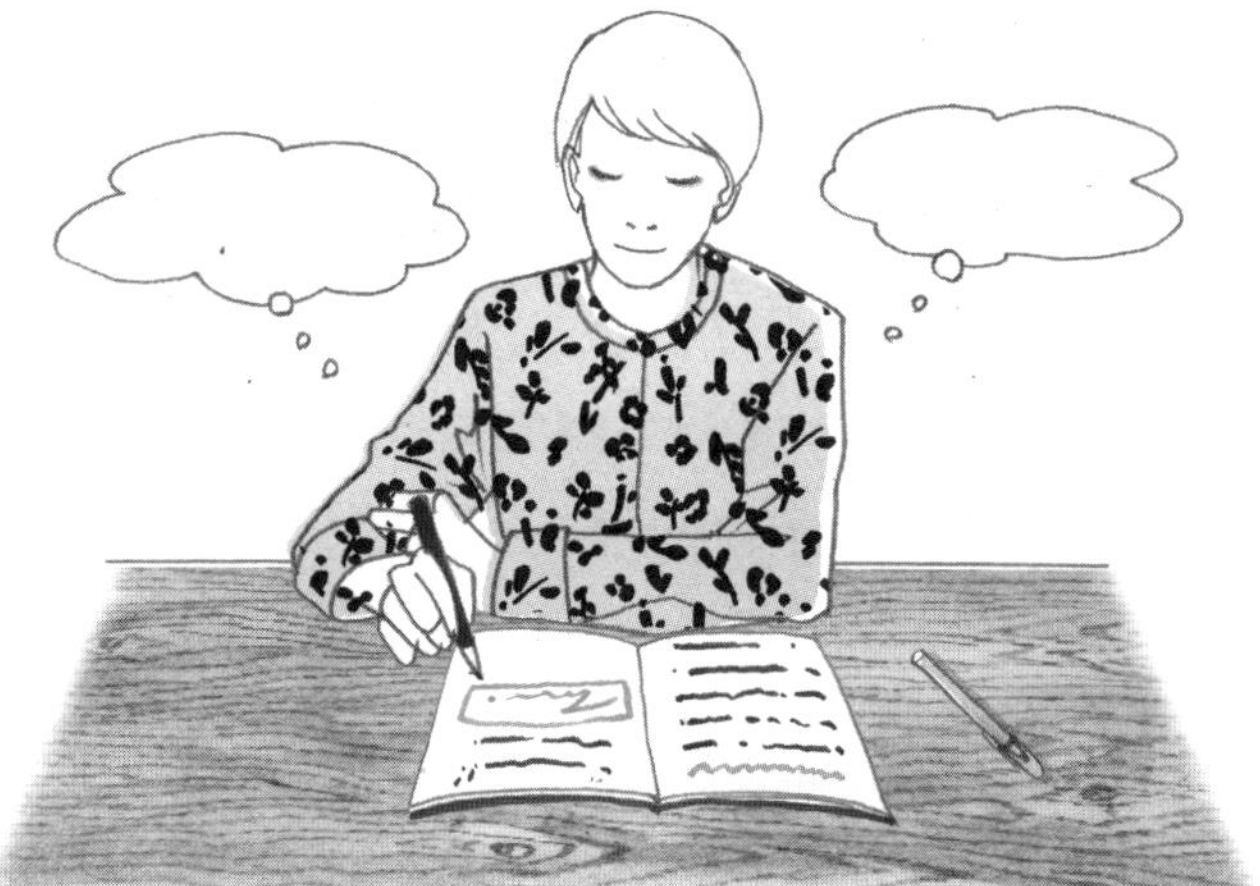

Memo activity

メモ・ノートの使い方

自分と向き合う心のメモ　記入の仕方

＊「嫌だったこと」「悲しかったこと」
「面白かったこと」「驚いたこと」など、
各項目に日々感じた出来事を記入します。

＊各項目に「発散」「反省」「学び」欄を設けます。

「発散」

⇩

忘れた方がよいことや忘れてもよいことは発散に○をつけます。
解決は時間にまかせ、割り切って忘れましょう。

「反省」

⇩

反省したことに○を。人である以上間違いは起こります。
何が悪かったのかフィードバックをして次に生かしましょう。

「学び」

⇩

発想の転換を書き出してみましょう。
無理のない範囲での思いつきでOKです。
ずっとショックだと思っていたけど、
「環境を変えるチャンスが来ているのかも？」など。

セルフカウンセリング日記　記入の仕方

＊日々、不安に感じていることと、
なぜそう感じるかを振り返って記入します。

＊不安に感じることに対して、
違う角度で考えてみたこと、不安を解消するために
実践できそうなことを「発想を変えてみる」欄に記入します。

＊「自分と向き合う心のメモ」の中で、
以前「反省」に○をつけた内容を
次に繰り返さなかった場合は【今日できたこと】欄に
記入しましょう。

＊今日達成できたこと、不安に感じていたけれど
実際には起こらなかったこと、
自分を褒めたい出来事を記入します。
日記は自分の心が辿った道です。
この先に何かトラブルが起きた時、落ち込んだ時に
過去に辿った道を振り返るとヒントになることがあります。
特に好きな目立つペンで記入したポジティブワードは、
この先の自信にもつながります。

Memo activity

自分と向き合う心のメモ （記入例）

20××年0月00日

嫌（ショック）だったこと

発散　反省

予約していたマッサージ店に7分遅れて行ったら断られた。厳し過ぎると思う。遅れる電話をしなかった自分も悪い。

学び：お店まで歩いたから運動してお金が浮いたと思うことにする。

疲れたこと

発散　反省

部下につかまって自分の仕事が進まないのに上司から仕事が遅いと指摘された。仕方ないじゃないかと毎回疲れる。

学び：他の会社で中間管理職についている友人にこういう場合どうしてるか尋ねてみる。

辛いこと

発散　反省

年下の上司が毎回威圧的な態度をとってくる。大きな音でドアを閉めたり、机に書類を叩きつけたりする。仕事に行きたくない。

学び：上司の心も疲れているのかも…。さらに上の上司に相談してみようかな？

むかついたこと・悔しかったこと

発散　反省

子どもが私に対してババァと連呼してくる上にギャン泣きして家の中をぐじゃぐじゃに散らかす。

学び：部屋が散らかったからといって死ぬわけではないと諦めたら少し楽になった。なぜ悪口を言うのか子どもに「どうして？」と聞きながら一緒に考えてみよう。

悲しかったこと

発散　反省

大切にしていたお皿が割れた。お気に入りだったのでショック。

学び：身代わりに何か不穏なものから守ってくれたと思うことにする。物は必ず壊れる。

不安だったこと

発散　反省

仕事中に動悸がして、このまま体調を崩したらどうしようと不安になった。

学び：いつも具合が悪くなるわけではないし、もし悪くなったら無理せずまわりに頼ってみようと思う。

面白かったこと

発散 反省

酔っ払いがご機嫌で電柱に話しかけているのを目撃した。酔っ払いのセンスすごいなと思った。

学び：そこまで酔ってたら危険？警察呼んだほうがよかったかな？

嬉しかったこと

発散 反省

大谷翔平と野球観戦してる夢をみた！ めちゃくちゃいい夢だった！

学び：夢に出てきて嬉しいと思わせる存在ってすごいなぁと改めて思う。

感動したこと

発散 反省

無性に泣きたい気分だったので、大好きな映画「きみに読む物語」をみて泣いた。

学び：愛の力ってすごいな。憧れるな。そういえば最近全然泣いてなかったな。感性も研ぎ澄まされる感じがする。やっぱり映画の力ってすごいと思う。

驚いたこと

発散 反省

近所の駅前通りを歩いていたら、昔好きだった人にばったり出会ってまじでびっくりした。

学び：なんで部屋着なんかで歩いてたんだ私！ いつどこで誰に会うか分からないもんだ。身なりはちゃんとして歩こう。

その他

寝る前に色々考え込んでしまって寝つきが悪い。途中で目が覚める。寝不足が続いてるから寝る前ストレッチしたらぐっすり眠れた。カフェインをやめてみる。

癒されたこと

発散 反省

疲れてソファでぐったりしていたら愛犬が寄ってきてくっついてきてくれた♡ はぁ可愛い〜。

学び：犬ってすごいなぁ。疲れているのをキャッチしてくれてるのかな。ずっと大切にしよう。

Memo activity

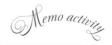

セルフカウンセリング日記（記入例）

20××年0月00日

いつも怖い・不安と感じていること

介護中の親の死が怖い。
親が他界したらどうしたらいいか不安になる。

「なぜそう思うか？」①

ひとりになる、孤独になるのが怖い。
介護ばかりしていたのでロスになるのではないか。

「なぜそう思うか？」②

親と時間を長く共有してるから？
生活の大半を親との時間が占めていて、その時間がなくなる、
環境が変わることへの不安かも？

「発想を変えてみる」

孤独って見方を変えると自由ということなのかも？
自分の時間をどう作っていくのか、
趣味などを充実させていくか先のことを少し考えてみる。
子どもの頃からやってみたかったことにチャレンジしてみる？

できたこと・成功したこと

今日できたこと

- 面倒でずっと後回しにしていた仕事を少し進められた
- 家の棚の整理を少しできた
- 溜まっていた粗大ゴミを捨てた
- パニック発作が怖くて電車に乗れなかったけど今日は3駅乗れた
- お酒を飲まずに済んだ

今日起こらなかったこと

- 仕事中に動悸がしなかった
- 上司からの指摘がなかったので平和な一日だった

今日の自分を褒める

- 電車に乗れた
- やらなければと思っていたことを少し進められた
- 生きてるだけで私って偉い！

その他自由メモ

今日はいつもより少し気分がよかった。
まだ心から笑えないけど、
今日みたいに少し気持ちが軽くなる日が多くなるといいな。
明日早起きできたら日光浴して散歩してみようかな。
仕事がスムーズにできたら、
おやつをご褒美に買って帰ろうと思う。

Memo activity

自分と向き合う心のメモ

年　月　日

嫌（ショック）だったこと

発散　反省

学び：

疲れたこと

発散　反省

学び：

辛いこと

発散　反省

学び：

むかついたこと・悔しかったこと

発散　反省

学び：

悲しかったこと

発散　反省

学び：

不安だったこと

発散　反省

学び：

面白かったこと

発散　反省

学び：

嬉しかったこと

発散　反省

学び：

感動したこと

発散　反省

学び：

驚いたこと

発散　反省

学び：

その他

学び：

癒されたこと

発散　反省

学び：

Memo activity

セルフカウンセリング日記

年　月　日

いつも怖い・不安と感じていること

「なぜそう思うか?」①

「なぜそう思うか?」②

「発想を変えてみる」

できたこと・成功したこと

今日できたこと

今日起こらなかったこと

今日の自分を褒める

その他自由メモ

優しい言葉は細胞を活性化させる

「人の性格は顔に出る」。一度は聞いたことのある言葉ですね。嫌な言葉ばかり口に出している人や、嫌な言葉ばかり浴びている人はどうしても陰のある雰囲気が出てしまうというのも、昔からよくいわれます。

以前あるテレビ番組で、水に優しい言葉を掛け続けたところ、とっても美しい結晶が形成され、罵声を浴びせられた水の方は不規則でアンバランスな結晶が形成されたという実験がありました。「言葉」というのは音の周波数ですので、音波治療と考えればこの実験の結果も納得できます。だとすれば、なるべく〝優しい言葉の音波治療〟を習慣化して日々過ごせるようになるとストレスは減り、脳がリラックスしやすくなりますし、水の結晶のように、今ある美しさをより引き上げてくれることにもなりますね。

また、「言霊《ことだま》」といわれるように、**言葉を口に出すことで、脳が言葉通りになるようにどんどん軌道修正されていきます**。優しい言葉は波紋のように周囲にいる人を癒し、自分をも癒してくれます。

- 料理がうまくいった時には、「わぁ、美味しくできた」
- お天気のいい日には「お日様気持ちいい〜！ 太陽ありがとう」
- 友達とおしゃべりをした際には「楽しかった〜！ 話せてスッキリした〜！」
- 素敵な景色と出会えた時には「素敵な場所だね、ご縁に感謝だね」
- 雨の日には「空気が綺麗になるね、雨音も落ちつく」

など、たくさんの優しい言葉を口に出してみてください。

幸せというのは生活の些細なところにたくさん転がっているものです。そんな小さな幸せを見つけられる方、感じられる方はとても素敵ですし、人生の幸福度も高くなります。それに、そのような方はみなさんに好意を持たれるのでよい方々がどんどん引き寄せられていきます。

塩や氷の結晶のように、似た性質のもの同士というのは引き寄せ合って集合体していく習性があります。まさに「類は友を呼ぶ」ということです。気持ちのいい言葉、素敵な言葉はどんどん口に出して素敵な輪を広げていきましょう。

自律神経を整える〝話し方〟

〝優しい言葉の音波治療〟では、ゆっくり話す、お腹から声を出して優しく話すというのも、とても大切なことです。「話す」ことは呼吸のコントロールにもなります。

呼吸が浅い人はどうしても胸式で肩を上げて呼吸をしてしまい、声が小さくなったり早口になったりします。すると、猫背や巻き肩、腹筋が弱くなる、口が渇くなどの症状も出やすくなります。呼吸がゆっくりで深い方は、落ち着きのある話し方、聞いていて安心する話し方だったりします。こういう方は**体幹がしっかりして姿勢もよく、呼吸が安定しているので自律神経も整いやすく、生活動作も落ち着いています**。

また、同じ言葉でも声の出し方で印象が随分と変わるものです。例えば「そんなのあり得ない」という言葉を、大きな声で強く発する場合と、柔らかく優しい声で発する場合、前者は怒って興奮しているように感じますが、後者は別の印象になりますよね。これも、話す際の呼吸法によるものです。コンプライアンスの整備が進む昨今、パワーハラスメントだと思われないためにも呼吸のコントロールは必要なテクニックともいえます。

「あなたのために」は嘘〜見返りを捨てて誰かのためになるように生きる

夫婦関係はもちろん、人との関係性が破綻していく過程で、「あなたのためにこんなにしてるのに、全然応えてくれない！」と苦しむ方が多く見受けられます。人間というのは、相手に何かを期待する分、その期待に応えてもらえなかった時のストレスの荷重はすさまじいものです。対人ストレスのほとんどが「期待」から発生しているものだと言っても過言ではありません。逆にいうと、相手に期待していなければ、どんなリアクションをされようが、リアクション自体なかろうが、気にもならないものです。

とはいえ、私たち人間の心理というのは、真剣に話を聞いてくれる人がいるから話を進められる、給料がもらえるから仕事を続けられるなど、何かしらの報酬があるから成り立っているものでもあります。人間は欲が深いものです。

では、ストレスの原因になっている「あなたのために」の正体とは一体何なのでしょうか。ズバリ言いますと、それは、〝嘘〟です。どういうことかと言いますと、私たち人間は誰かに嘘をつくだけではなく、自分自身にも嘘をつく動物だということです。

参加を迷う飲み会に誘われた時に、「頭が痛いから今日はやめておく」など体調不良を理由に断った経験ありませんか？　本当は気分が乗らないだけなのに、何となく頭が重いからそのせいだと思い込もうとする。これが、自分への嘘です。このようなことは誰でも一度や二度は経験しているかと思います。そして「あなたのため」も本当は自分のためなのに「あなたのため」と思い込もうとしている〝嘘〟なのです。

改めて考えてみると、心から「あなたのために」と思っての行動だったら、見返りなんて求めませんよね。〝あなた〟が喜ぶと思って私が勝手にしたことですから、喜んでもらえたらラッキー、そうでなければ「違っていた」で済む話です。

以前こんなお話がありました。ある知人が、昇進した同期のためにお祝いでサプライズパーティを開催したものの喜んでもらえなかったというのです。せっかく同期が時間を作って開催してくれたのに失礼だ！　と感じる人もいるかもしれません。しかし、その方としては、同期で一緒に頑張ってきたメンバーが他にもいるのに、なぜ自分だけが昇進？

と会社に対しての不信と同期に対しての複雑な思いがありました。気持ちを消化しきれずにいたので、そっとしておいてほしかったのです。

本来、相手のためを思うならば、相手の性格を考慮し、状況をヒアリングした上で判断すべきでした。しかし知人はよかれと思って突っ走り、結果、微妙な空気が流れ、〝期待していた〟感謝の言葉やリアクションを得られなかったことで「あんなにしてあげたのに、あいつは感謝も言えないやつだ」と文句を言い捨てて、そのまま不仲になってしまいました。相手のためと言いつつ、実のところサプライズを仕掛けた自分を褒めてほしいという〝無意識の欲〟が先走り、不満を抱えてしまったという残念なエピソードでした。

相手に見返りを求める発言や行動は必ず歪みを生みます。これは相手が他人でも身内でも、多かれ少なかれ関係性を歪ませる原因になります。

人から何かしらの**感謝や愛情が欲しければ、まず自分自身が依存心を捨て見返りのない愛情を与えられる存在にならなければなりません**。それが、嘘のない〝あなたのため〟になるのです。ですので、自己肯定感や自己承認欲求を埋め合わせるための〝あなたのため〟は一度捨て、言動を改めることで、結果として誰かの助けになる、それが、〝徳を積む〟ということにつながってくるのです。

ヨガやアーユルヴェーダ、仏教の世界では「空（から）＝0（ゼロ）」思想の教えというものがあります。相手に何かを求めるのはやめる、自身の行動はあくまでも自身のためのものであり、私たち人間は自然の一部に過ぎない。抱えているストレスは相手のせいではなく、自発させているものに過ぎない。願望（＝期待や煩悩）は捨てて、心身を空（から）にすることでストレスから解放され、善に近づくという考えです。

このような教えが長く引き継がれているのは、古代も現代も人間の本質というのは変わらないものなんだなと感じてしまいますが、平和的な関係を築く上ではとても大切な考えです。また、人の脳はすぐに勘違いをし、バグを発生させてしまうので、その苦しみからの解放にも役に立つ、まさに人間が立つべき0（ゼロ）地点だとも感じます。

先日、80代のお客様とこのようなお話をしていたら、「子どもの頃にね、母から〝徳を積むのは大きな甕《かめ》に一滴一滴水を垂らすようなものだ〟と言われたことがあったわ」と素敵な言葉をいただきました。

身体は老いていきますが、心理学の世界では、〝心は一生成長〟だと考えられています。私たち人間は、この身が滅びてただの魂になるまで、または魂になれるように、日々心を磨き続けなければいけないのです。

心を苦しめないための三つの方法

突然ですが、「くさい匂い」ってすごく不快ですよね。気持ち悪くなりますし、イライラしますし、相当なストレスです。ところがどっこい！　人の鼻は約15分ほどで慣れるようにできています。長時間くさい、くさいと感じているとものすごいストレスになり、血圧を上げ精神を蝕みますから、「慣れ」というのも大切なストレス防御機能なのです。

職場環境が変わった、子どもが巣立って夫と2人の生活になった、配偶者と死別したなど、人生には様々なステージがあります。その状況に抗うのではなく、受け入れて、環境の変化に順応していくのも心には必要なことです。

変化をどう受け入れていくのか、どう消化していくのかという時に欠かせないのは、やはり発想の転換です。ただいたずらに悩むのではなく、〝何が力になるのか〟を考える。そして、変化があった今をどう力に変えていくか、その中でどう生きていくかを模索することが大切です。考える時間は自分と向き合う時間ですし、考えることで脳神経も成長していきます。自分の力になると感じることは、ゆっくり受け入れ吸収していきましょう。

もう一つ最強の防御機能といえば、「忘却」です。私たちは悩む期間が長ければ長いほど「忘れられない」といっていつまでも悩んでしまいます。忘れたくない大切な記憶もたくさんありますが、記憶がいつまでも留まっていては、四六時中あれやこれやと思い出してしまい眠れなくなってしまいます。

以前、忘却することができないという特異症状で悩む外国人の方がいらっしゃいました。寝ることもできず、生きた分だけすべての記憶が脳内でループし、精神を蝕んでいきました。忘れられないということは想像を超える苦しさがあります。

年を重ねるごとに物覚えの悪さやすぐに忘れてしまうことを嘆いてしまいがちですが、忘却も身を守るための大事な機能なのです。「嫌なことは〝寝て〟〝忘れる〟」はまさに最強の健康コンビネーションです。

また、仕事で失敗して落ち込んだり、突発的に嫌なことがあったとしても、3日ほどで気持ちが少しずつ落ち着いてきます。人の脳の興奮期間は約3日と心得て、あとは徐々に記憶から薄れていくのを待ちましょう。

特に自分と向き合う心のメモ（P.120）にある「発散」に〇のついたものは、さっさと忘れて新しい楽しい記憶で上書きしていきましょう。

最後にもう一つ、心を苦しめないために必要なもの、それは「開き直り」です。そもそも人間とは、とても弱い生き物です。弱いままだと生きていくのが苦しいので強くなろうとするのですが、だんだんと勘違いして自分への優しさや他人への優しさも見失ってしまいます。

弱い自分を認めるのは辛いことかもしれませんが、弱さを自覚している人は、弱い者の気持ちに寄り添える、弱っている自分を労れるものです。

「自分はそもそも弱いんだ。人間は弱い生き物なのだ」と一度開き直ってみてください。〝弱いからこその強み〟というものもあります。弱いものなのだと知っているからこそ、これからどんな学びが必要なのか、どんな経験を積んでいきたいかということへの気づきに出会えます。

強いばかりの人生、成功ばかりの人生は深みがなくつまらないものです。**弱さを知ってから初めて人生の素晴らしさに気がつけることもたくさんあります**。ですので、無理に強くなろうとする必要はありません。私たちは本来とっても弱い生き物なのですから、弱いもの同士、手を取り合って優しい社会を作っていきましょう。それが、仏教の世界でいう〝徳を積む〟ということなのだと感じます。

Column

「ありがとう」は魔法の言葉

さまざまな言葉の中でも、特に「ありがとう」は不思議な力を持っています。

「ありがとう」のひとことで、感謝を受けたその相手はあなたに対して安心感を抱いて、信頼関係を築きやすくなります。

そうすると、あなたへの感謝の気持ちも芽生え、あなたの素敵なところをどんどん引き出してくれます。

相手を褒めるクセ，感謝を伝えるクセ、相手のいいところをひとつでも見つけるクセを習慣的に身につけるのも、優しい心や、クリエイティブな脳を育てるのには大切なことです。

Part

4

Energy

―エナジー―
これから知っておきたい性愛と恋愛法

“ 涙で目が洗えるほど
たくさん泣いた女は視野が広くなるの ”

ドロシー・ディックス

家族になる＝セックスレス⁉

セックスレスは夫婦間において大きな問題ですが、特に出産を経験している日本人夫婦のほとんどが、産後からセックスレスになる印象です。

Ｐａｒｔ１でもお話しした通り、日本人女性は家事や育児などを全部ひとりで抱え込んでしまいやすく、夫に不満が募りイライラの対象になっていく。その結果ストレスマックスで凶暴化。夫は妻から何度も叱られるうちにだんだんと距離を置いて妻に遠慮するようになっていく…。このような悪循環もカウンセリングの中でよく耳にする例です。

日本は海外と違って、出産後しばらくは子どもと寝室が一緒ということもあり、夫婦水入らずの時間が激減します。その行く末に「男として見られなくなった」「女として見られなくなった」となっていくわけです。

この問題は、何度もお話しするようにＳＤＧｓの中でも日本が特に遅れを取っているテーマ〝ジェンダー平等を実現しよう〟が今後解決していくことで、〝女性に偏った家事負担〟とともに月日を重ねて改善していくことと感じております。

〝男は外で仕事、女は家を守る〟という考えに囚われている男性は、家事や育児を担ってきてくれた妻へ改めて感謝を伝え、また、専業主婦の妻たちは家族を養うために稼いできてくれた夫に感謝を伝え、お互いよく頑張ってきたものだと改めて称え合うことが、夫婦関係の再構築の一歩になります。詳しくは追ってお話ししますが、**〝尊敬し合える関係〟というのは、よい関係を長続きさせるのに最も重要な要素にもなります。**

さて、もう一つ、セックスレスになる原因をお話ししましょう。なぜあんなに燃えるような恋をしていた相手なのに、今こんなにも冷めた気持ちになってしまうのでしょうか。これにはホルモンが関係しています。

夫婦が家の中で一緒に過ごす時間が多くなればなるほど、恋愛ホルモンの分泌は鈍り、脳が〝近親者〟と認識するようになります。いうなれば脳のバグですが、〝慣れ〟や〝飽き〟とも言い換えられます。逆にこの働きがないと、私たちは兄弟や両親を異性の対象と認識してしまう危険性がありますので、健康な遺伝子を残すうえで必要なものともいえます。

よって、一緒に過ごす時間が長ければ長いほど、ときめきのピークは早くに過ぎてしまい、「私たちはもう男女ではなく、家族なんです」となるわけです。

では、ときめく関係を継続させるにはどうすればいいのか？

それは、〝ほどよい時間のすれ違い〟が鍵となります。〝相手が何をしているか分からない時間〟があると、〝もしかしたら他の誰かと会っているかも？〟などの不安がついて回ります。ヤキモチを焼く度に「あ、やっぱり夫が好きなんだな、妻が好きなんだな」という心の再認識にもなります。これがいいスパイスとなり、お互いを求めるようになるのです。

〝壁があるほど恋は燃える〟と昔から言いますが、不安という壁が狩猟本能に火をつけて、恋愛ホルモンの分泌に一役買うわけです。

これを基に、現在同棲せずに3年以上交際を続けており、かつ、ときめく関係を継続していると自覚している17名（17組の内どちらかが回答）のカップルに、リアルに会っている頻度のアンケート調査を2021年にSNSで行いました。

恋人と会っている頻度が最も多かったのが週に1度のペースで76％。月に2回以下が、残り24％。週に1日が恋人と過ごす時間だとしたら、週に6日はお互いに不明な時間があるカップルが多いということです。

これは単なるアンケートで統計的に信憑性のある数値とはいえませんが、この結果を見てみると、「自分の時間が大切」という言葉の裏には、**「相手への思いを確認する時間も大切」**という意味も含まれていることが分かります。

単身赴任で会えるのは月に1度あるかどうかという離れ離れの生活をしている夫婦にヒアリングをすると、子だくさんでかつ、セックスレスとは無縁という方が多いのです。

つまり、私たち人間という動物の特性をみてみると〝どんな時も常に一緒にいる〟ということが決して〝いつまでもラブラブ〟の秘訣ではないということになりますね。

インターネットが普及する以前までは、本命が遠距離にいると寂しい思いをするので、つい近くにいる相手に心を移してしまうことを比喩した「遠くの寿司より近くのラーメン」という言葉がありました。現代においてはいつでもどこでもビデオ通話でつながれますし、仕事の合間でも移動の電車中でもメッセージのやり取りができます。離れていてもいつもオンラインで会える環境にあることで、さらにリアルに会うときの楽しみが増す、パブロフの犬※の心理が現代の恋愛モデルにはあるのかもしれません。

※犬にベルを鳴らしてから餌を与えることを繰り返すうちに、ベルの音を聞いただけで犬が唾液を垂らすようになったという心理実験。

実は夫も悩んでいる夫婦関係の再構築

先日、40代半ばの男性から〝夫婦関係〟についての相談がありました。

「俺のイビキがうるさいから、3年前から別々に寝るようになって、そこから〝ない〟んです。男だからムラムラするけど、下半身も最近あんまり元気がなくてどうしたらいいですかね。自分から言うのもなんだか恥ずかしいし…」。男性も女性と同じように悩んでいるんだなと感じたお悩みでした。

「女も同じようにムラムラはしますよ。奥様も同じように、最近ないなと悩んでらっしゃるんじゃないですか？　それに、男性が思うセックスと女性が思うセックスは少し違うかもしれませんね。何も100％の状態でなくとも女は満足するものですよ」と答えると、「えっ！　そうなんですか⁉」と驚いていました。

熟年夫婦の女性から多いお悩みは、「夫からの誘いがなくなった。夫にとって私は子どもの母親で女ではないのかもしれない」「夫が途中でできなくなった途端、前戯もやめられてしまって自信をなくした」などです。

男性の場合、勃起不全に対する精神的不安はとても大きいようです。そのため、下半身が思うように言うことをきいてくれないと、途端に自信をなくしてセックスも途中で諦めてしまう。一度そういう経験をすると誘いづらくなるということにつながってきます。

勃起不全は決して妻に非があるわけではなく、日本人に多い寝不足やオーバーワークでのストレス過多、飲酒やアンバランスな食事、運動不足、加齢による男性ホルモンの低下など様々な原因があります。

もし男性の読者の方がいらっしゃいましたら、ぜひ前戯はやめずに妻が満足するまで続けてください。お互い合意の元でプレジャートイを使うなど選択肢はいかようにもあります。妻の潤いが足りなければ身体を守るためにも潤滑剤を使い、体力に自信がなければ優しく全身を手でさするだけでもいいかもしれません。

とにかく、熟年夫婦においてセ**ックスでの大切な意味は、単なる挿入とピストン運動なんかではなく、お互いの肌を重ねて体温の受け渡しをする、お互いを思いやること**です。

また、夫が妻の身体を触っている時に乳がんを発見するということも多くあります。お互いの身体の変化を知ることは病気の早期発見にも役立ちます。

体温の受け渡しはアタッチメント、つまり愛情の基本です。このアタッチメント効果により脳内では幸福ホルモンであるオキシトシンが分泌、また性的興奮によりもう一つの幸福ホルモン、エンドルフィンが分泌され、お互いの心身を養生し合います。

ですので、女性のみなさんも、もし夫が突然自信をなくしたような表情を見せたら「大丈夫だよ。手で触って」と優しく促してみてください。夫が男として自信をなくした状態でも妻から何かしらのリクエストがあると「甘えてくれた」と嬉しくなり、ホッとするはずです。

閉経しても、勃起不全になっても女性は女性、男性は男性です。年齢を重ねるごとに、セックスのスタイルもあり方も変わってくるものだと思います。

オーガズムって何？～陰部のしくみ

セックスで「イク」を経験したことがないという方は意外と多いです。そもそもオーガズムとはなんなのでしょうか。改めて、陰部の部位について正しく説明ができるか質問をするとほとんどの方ができません。男性ならまだしも、持ち主である私たち女性も自分の身体を知らない方が意外にも多いのです。**改めて自分の身体を知るのは大切なことです。**

所謂「外イキ」に活躍するクリトリスは陰核のことです。露出しているのは先っぽで、残りの部分は膣の両脇に約13㎝にわたって伸びています。この先っぽには約8000の神経が詰まっており、身体全体で見ると面積に対して1番神経が集中している場所なのです。しかもこれは、快楽のためだけに存在しているそう。そう考えると、「イケない」は宝の持ち腐れかも？　と思ってしまいます。以前、女性用の風俗で働く男性数名に取材をした際、全員が口を揃えて「女性がイケないのは下手な男が多いからだ」と答えていました。〝きちんとしてあげる〟とどんな女性もオーガズムを経験できるのだとか。身体の機能を無駄にしないためにも、自身でも開発してみるといいかもしれませんね。

ＶＩＯの処理は必要？

こちらは日頃よりお客様から聞かれることが多いご相談です。

欧米諸国ではエチケットとして一般化したＶＩＯの脱毛処理。健康面での影響は今のところ報告はないので、してもしなくてもよろしいかとは思うのですが、介護現場を経験した身からすると、処理済みの方が将来安心なのではないかと思います。

将来自分が要介護になって、どなたかに介護をお願いする場合、リハビリパンツ生活がメインとなり、入浴はせいぜい週に2回あればいい方です。介護職時代、介護者のリハビリパンツの取替えの際に、尿や便が陰毛に絡まって、清拭に苦労した思い出があります。陰毛に尿や便が絡まった状態では不衛生ですし、臭いの原因にもなり、臭いは大きなストレス要因の一つになります。

陰部へのお薬の塗布が必要になった場合にもスッキリしていたほうが皮膚にしっかり塗れるので効果的ということもあります。

陰部の黒ずみの正体とは？

摩擦によってお顔に肝斑ができやすくなるのと同じで、陰部も摩擦で黒ずみができやすくなります。**生理用品やショーツでの摩擦、お手洗いでの拭き取り方、ゴシゴシ洗いなどの摩擦を受けて陰部の角質が厚くなって皮膚が硬くなりますし、黒ずみができやすくなります。**また、陰部の乾燥や、ストレス、ホルモンバランスの乱れの影響もあります。皮膚が硬くならないように、洗い方、拭き方はなるべく優しくしていきましょう。中でもひだ状の小陰唇は外的刺激による影響を受けやすい部位です。

生活している上で、洗浄時やお手洗いなどである程度の摩擦や刺激は避けられませんから、生まれたての赤ちゃんのように陰部が真っ白の肌になることはありません。

私たちの肌は、外的刺激から守るためにメラニンが生成され、肌を茶色くしていくのですが、実は悪いことばかりではありません。メラニンと聞くと、シミやそばかすをイメージしますが、肌を守ることの他に、肌の柔らかさにも関係しています。メラニンで守られた陰部が柔らかさを保つおかげで、男性の射精を手伝い子孫繁栄に貢献しているのです。

陰部は〝顔〟～セカンドバージンに備える膣ケア法

「7年ぶりに彼氏ができたんですが、ちゃんと濡れるか心配です」。最近では、このようなご相談も多いです。または、子育てに夢中になり過ぎて夫婦関係がおざなりになっていた方も、久々にパートナーと愛し合う準備のためにもぜひやっていただきたいのが膣のケアです。

5年以上ぶりだという方のほとんどが、出血や性交痛を経験していますので、セカンドバージンを上手に乗り越え、愛に集中していきましょう。また、デリケートな場所ですので、お顔のスキンケアと同じと思って肌を育てるように、膣をケアしていきましょう。

※Iラインや膣口のマッサージにオイルを使用する場合は、アーユルヴェーダにおいて浄化作用が強く神聖なオイルとされているセサミオイルもよいのですが、ライスオイルもオススメです。皮膚が柔らかくなり、肌荒れの予防とトーンアップが期待できるオイルです。

※マッサージは湯船の中で行うと膣にお湯が入ってしまうので、湯船から上がってから行いましょう。お風呂で身体を温めた状態、または蒸しタオルで陰部を温めてから行うと○。

※膣内のマッサージは、保湿液や潤滑液を使用するとより効果的です。その場合、必ず専用のものを使用しましょう。

膣ケア ①

洗浄法

ボディソープでのゴシゴシ洗いはNG。摩擦で角質を厚くさせ黒ずみの原因にもなりますし、肌や膣を雑菌から守ってくれている善玉菌が減る原因にもなります。特にストレスや疲れが溜まっている時、寝不足の方、病み上がりの方、抗生物質を服用中の方は肌免疫も落ちていますので、カンジダや膀胱炎の原因にもなります。デリゲートゾーン専用ソープなど低刺激のもの、またはお湯で優しく洗い流しましょう。

【やり方】

片手に、お湯でゆるめたソープ、またはお湯を溜めて、Iラインや会陰全体を手で包み込むようにし、前後に優しく滑らせて洗います。泡立つタイプのものでしたら、泡洗顔と同じように陰部を泡で覆い、手のひら全体で泡を陰部へ優しく押すようにしてから、ぬるま湯で流してください。強めのシャワーを直接陰部にあてると角質が厚くなる原因になるので、手で包み込むようになで洗いをするのが好ましいです。

※膣内のソープ洗浄は避けてください

膣ケア ②

保湿法

陰部の乾燥は性交痛の原因になるだけでなく、外的刺激からのダメージも強くなって角質が硬くなる、黒ずみ、かゆみの原因にもなりますので、しっかり保湿をしていきましょう。特にVIOの脱毛処理をされている方は、ショーツが直接肌に触れて摩擦刺激が強くなりますから、肌を守るためにも保湿はしっかりしていきましょう。

【やり方】

お風呂上がりに全身の水滴をタオルで優しくふき取ったら、VIO専用の低刺激の保湿剤、または、ライスオイルなどのスキンケアオイルを手に取り、Iラインや会陰全体を手で包み込むようにし、前後に優しくなでます。会陰の脇など細かいところは指の腹で丁寧に保湿剤を伸ばしていきます。強くゴシゴシと肌に擦り込むのではなく、肛門近くから陰部全体をなでるように伸ばしていきます。乾燥しやすいタイプの方は、お風呂上がりだけでなく、朝と夜の2回保湿するとよいです。

膣ケア ③

マッサージ法

［膣口ほぐし］

陰部と手を洗浄後、利き手の中指と人さし指の第一関節あたりまでを膣に入れ、大きく円を描き、膣口を広げながらマッサージします。爪が長い方、ささくれがある方は膣が傷つかないよう医療用手袋を使用してください。

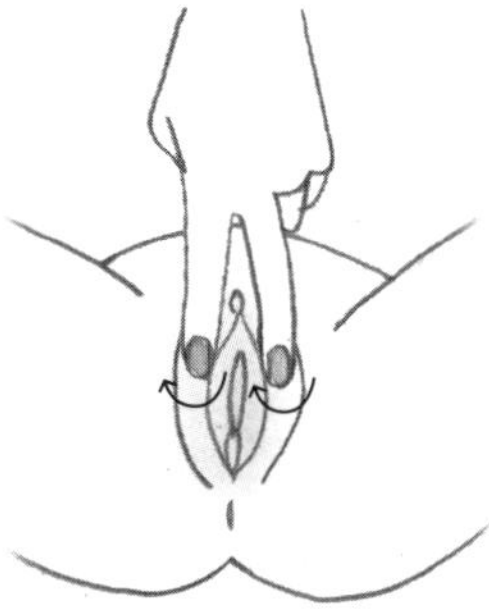

［Ｉラインほぐし］

① 開脚して座り、人さし指と中指の腹を使って、Ｉラインの肛門付近からゆっくり皮膚を回すように指圧していきます。Ｉラインに指の腹を押し当て、皮膚の上を指が滑らないように固定させて、皮膚ごと大きく円を描くように押していきます。

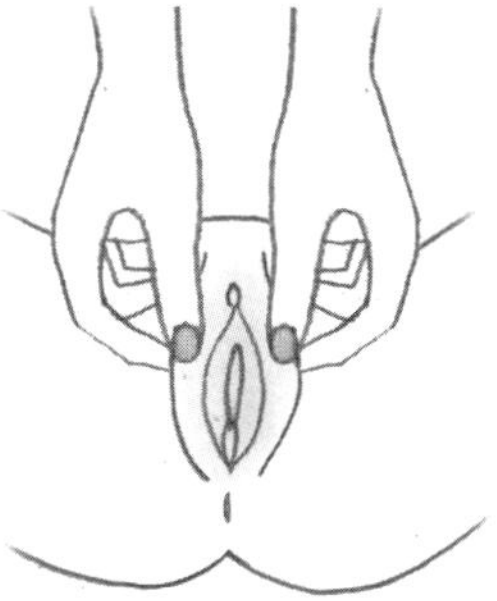

② 今度は両手の親指を上に向け、人さし指と親指でＩライン両側を優しくつまんで、引っ張るようにマッサージします。潤滑剤を使うと滑ってつまみにくいので、洗浄後、肌浸透の早いVIO専用の保湿剤やオイルを塗布した後に行うとよいです。

膣ケア ④

膣内の潤滑を促す

膣萎縮の予防と中の潤滑を促すには、ローションなどの潤滑剤や専用のフェムグッズをご使用ください。指を挿入してマッサージをするのもよいのですが、Sサイズの挿入用フェムグッズを使用されると性交痛予防になります。

指を使う場合、爪で中を傷つけしまうと感染症の原因になりますので、医療用手袋を着用するか、専用のフェムグッズの方が安心です。ヨーロッパ諸国では女性用フェムグッズは保険適用になっていますので、アダルトグッズというイメージは一旦おいて、養生器具だと思って使用してください。

【 準備するもの 】

• 潤滑剤・男性器を模したフェムグッズ（Sサイズ）または、医療用手袋（指でのマッサージの場合）

※膣委縮を予防し、潤滑を促しながらマッサージするには、バイブ機能が付いているものが振動マッサージも加えられますのでオススメです。

【やり方】

浴室で身体を温め、全身洗浄後に行うと後処理も楽です。お風呂上がりでない場合は、蒸しタオルで陰部を温めてから行いましょう。一度で改善することは難しいので、少しの時間のマッサージでOK。回数を重ねていきましょう。

① 全身洗浄後、陰部にローションを適量伸ばします。フェムグッズの先端（または指先）にもローションをのせ、ゆっくり息を吐きながら挿入していきます。痛みを感じたら無理せずすぐに取り出してください。

② ゆっくり呼吸に合わせて数回出し入れしてみます。痛みがないようでしたら、挿入した状態でバイブ機能にスイッチを入れてまた数回出し入れします。マッサージ中、滑りが悪い場合は、ローションを追加してマッサージします。激しいピストン運動は摩擦で膣内に負担がかかりますので、ゆっくり肩の力を抜いてリラックスした状態でマッサージしていきます。

③ 5分～10分ほどマッサージをしたら、ゆっくり取り出し、陰部をお湯で優しく洗い流します。水滴をタオルでふき取る際も優しくタオルを押し当てるように。最後に保湿をして終了です。

多様化するカップル

最近40～50代の女性たちとの会話で頻繁に話題に上るのは「年下彼氏」について。それも2、3歳下ではなく、15歳下、2回り年下で彼氏の母親より自分が年上、**息子より年下の彼氏、なんてことも珍しくなくなり、カップルの姿も多様化の一途をたどっています。**

一昔前は、年上で高収入、高身長、女性の扱いをよく心得ている男性がモテていましたし、「日本人の男性は若い女性が好き」というのが一般的な感覚でした。しかし、ゆとり世代以降の男性の多くは「若い女性よりも精神的、経済的に成熟した年上女性に惹かれる」というのです。

ゆとり世代ドンピシャのジュンさん（仮名）は平成元年生まれ。5年ぶりにできた彼女は一回り年上で、彼女とは通っているジムで知り合ったと言います。これまで、恋愛経験は決して多くなく、年上彼女に憧れはあったものの交際経験があるのは年下ばかり。つき合っても何か物足りなさを感じたり、デートで失敗したらどうしよう、すぐに結婚と言われたらどうしようとプレッシャーを感じることが多く、長続きしませんでした。

〝人見知りの草食〟だというジュンさんですが、今回交際を申し込んだのは自分から。告白に踏み切るまでには、キャリアウーマンの彼女と自分なんかが釣り合うわけがないと随分葛藤があったそうですが、「この人と一緒にいたい」という思いが強くなっていったのだとか。告白を受けた彼女はとても驚いていたと言いますが、すぐにOK。しかし彼女は、「こんなに年が離れていていいのか、将来子どもがほしいとなってもその夢を叶えてあげられない」など、不安をよく口に出すそうです。その度にこれからの2人の関係性を2人の形で作っていこうと話し合いを重ねています。

「男性社会の中でキャリアを積むって大変なことだったと思うし、すごく努力してきた人なんだと尊敬しています。でも、仕事から離れると年も肩書きも関係なくただの甘えん坊で可愛いんです。そのギャップにまた癒されます」とジュンさん。

X世代で特にキャリアの道を選んで突き進んできた方は、経済的には余裕があっても、精神的に甘えられる場所がないというのがありますよね。だからこそ、結婚には興味がないけれど、心の拠り所になるパートナーが欲しい。これが本音です。

ゆとり世代の親はリーマンショックの波を大きく受けてきた世代。そんな親の背中を見て、子どもながらに経済的不安や精神的不安を感じてきた方が多いです。

ですので、〝ゆとり草食〟といわれるように、家庭を築くことを経済的リスクと感じ、結婚や交際に消極的になるというのも理解できます。

また、ゆとり世代の親の幼少期というのは、昭和の厳しい親の教育がある時代でした。早く親元を離れたい、反面教師で自分の子どもとは友達のようになんでも話し合える楽しい関係を築きたいという方も多い世代です。子どものやりたいこと、子どもが自分で決めたことを尊重、応援するという家族の関係性を築いている場合が多いです。

〝年上の彼女〟であっても、昔のように親に反対されるリスクが低いという時代的背景もあるでしょう。

加えて、ゆとり世代は文字通りゆとり教育を受けてきています。「これはこうでなければならない」「これはこういうものだ」ではなく、「いろいろなスタイルがあってよい」という枠組みを外した感覚が養われた世代です。

年齢を気にせずに、経済的、精神的に成熟した女性に安心感を得るゆとり世代、歳が離れているからこそ損得勘定なしに、また、多様性教育を受けてきたゆとり世代にだからこそ精神的に甘えられる40～50代の女性。現代において需要と供給がうまくマッチするのがこの年齢差、世代差なのかもしれません。

お金がなくてもツン女はモテる！

40〜50代の女性は経済的余裕がないと新しい恋ができないかというと、そうではありません。

「若い男性が年上女性を求める場合、包容力や経済力に惹かれるんだと思うんですが、私は両方持っていません」。開口一番、自虐的に話してくれたA子さん。話を聞けば、A子さんは専業主婦で自由に使えるお金が限られています。モラハラ夫との離婚を考えていたところに、オンラインゲームで知り合った一回り以上年下の男性数名から告白されたそう。

二児の母である47才のA子さんはふくよかな体型だけれど、上手に体型をカバーした、ざっくり黒ニットにシルエットの綺麗なホワイトパンツスタイル。ケバケバしさのないナチュラルメイク、ツヤッとブローされたサラサラロングヘアーで、とにかくいい匂いと清潔感が印象的でした。

表情が豊かなタイプではなく、終始真顔で目力があるので一見とっつきにくそうないわゆる〝ツン〟の女性。しかし話をしていくと、彼女の魅力が見えてきました。

それは、「相手や物事を否定しない」こと。

人に流されない、媚びない強さと、否定しない優しさがバランスよく混合していて、とても魅力的な方でした。彼女は世代を超えて本当によくモテる方です。

趣味を通して知り合った方たちなら尚更、共有するコミュニティ内での立ち居振る舞いはよく理解されているでしょうし、誰も否定しないという彼女の性格ならばコミュニティ内でトラブルがあっても解決してしまうという信頼感もあったはずです。

私たちは日々否定されることに対しての不安や怒りを抱えながら生きていますので、**分かりやすく褒めてくれなくても、笑顔がなくても、〝否定されない〟ということに一番安心感を覚える**ものです。

ですので、お金がなくても、日本で元来求められるような母性をうまく表現できなくても、人として成熟しているブレない〝ツン〟はやはり魅力的なのです。

江戸時代に人気のあった、媚びないブレない〝意気と張りのある女〟というのは時代を超えても根強い人気があるのですね。

〃もう一度デートしたい〃と〃長続きする関係〃の違い

さて、これまで独身を貫いてきた方、離婚して第二の人生を始めようと前を向いていらっしゃる方から、「新しい出会い」についての話題も多く上りますので、恋愛心理についても触れておきましょう。

ここでは「恋愛の科学 出会いと別れをめぐる心理学」（越智啓太著）を参考に、アメリカの心理学者E.H.ウォルスターが１９６６年に行ったブラインドデートという恋愛実験を紹介します。ウォルスターらは大学の新入生向けにマッチングパーティーを主催。参加者全員に事前に性格テストを実施し、コンピュータで相性のいい相手をマッチングすると説明。しかし、実際のところ性格は関係なく、ランダムにマッチングさせただけでした。

この実験では面白い結果が出ました。「もう一度デートしたい相手かどうか」に対して、実は性格的な偏りはないことが分かったのです。では、何をもって「もう一度デートしたい」と感じるのか。それは、この実験のもう一つの指数である〃外見的魅力〃。つまり、容姿のいい相手に対し、「もう一度デートしたい」と回答した学生が多かったのです。

この実験を現代に置き換えてみると、SNSにも反映されていることが分かります。特に、画像を中心に投稿するFacebookとInstagramを見ていると、投稿の内容はどうであれイケメン、イケジョのナイスバディのインフルエンサーは圧倒的にフォロワー数が多いですし、自撮り投稿には「いいね！」が大量につくのもよく目にします。しかも、イケメン、イケジョは自分が映える写真投稿が圧倒的に多い！〝理想の自分像の表現〟がうまくできています。見た目の印象でモテ度が左右されるのならば、アプリで見た目を盛るというのはある意味理にかなっているということになります。

こうなると、私美人じゃないし…と卑屈になってしまいそうですが安心してください。これはあくまでも「またデートしたい」という入口に過ぎないお話です。

合コンでイケメンと出会って必死にデートまでこぎつけたのに、いざじっくり話をしてみるとかみ合わない、趣味や価値観が合わない、モラルに欠けた発言がある、人として尊敬できない、また関係を深める中で、セックスの相性が合わないなど、相手の中身の情報が重なるうちに「あれ？」と冷めてしまった経験はありませんか？

つまり、次にデートしたいかどうかは見た目だけれど、関係を深められる相手かどうか、もう一歩踏み込んだところで重要になるのが、中身なのです。しかも、その中身で最も重要になるのが、「相手が尊敬できるかどうか」ということです。交際を長く続けられるかどうかは、そこにかかっているのです。

すごいな～と思える相手にはいつまでもキュンキュンできますし、たとえ飽きが来ていても、久々にかっこいいところを見た時、頼もしいところを見た時、または夫の給料日に銀行で通帳を確認した時（笑）には、やっぱりこの人いいな、と実感がわきませんか？

人は自分にはできないことをできる人、自分に持っていないものを持っている人に尊敬の眼差しを向けます。そして、その人を自分のパーソナルスペースに入れることで、生きる術にしようとする動物的な感覚もあります。そう考えるとやっぱり**尊敬というのは一緒に歩んでいく上で、絶対的に必要な感情**なのです。

さて、この恋愛心理の実験結果を見た時に私が真っ先に疑問に感じたのは、なぜわざわざ「見た目」のジャッジが先立ってしまうのか、ということです。そもそも人間はつがいになる動物なのだから、見た目に惑わされず、初めから尊敬できる箇所を見つけるための感覚を発達させた方が話が早いのに…。実はこの答えは、一生の課題にしている方も多い「ダイエット」にも通じてくるお話なのです。

〝見た目〟は生殖戦争に打ち勝つための武器

このお話は、著書『子宮とくびれを強化する春画ヨガ（飛鳥新社）』でも紹介している内容なのですが、なぜ私たちは、せっせとくびれづくりに勤しみ、やせると聞けば謎のダイエット器具を通販サイトでポチッてしまうのでしょうか。肥満でも生活習慣病でもないのに、美容体型を目指してやせることに躍起になる人もいるでしょう。

一度想像してみてください。なぜ男は女性のくびれに魅了され、美脚を見て興奮し、なぜ女は男性の引き締まった分厚い胸板や上腕二頭筋、綺麗な指先の所作に萌えてしまうのでしょうか。男と女（生物学的に）は何のために存在しているのか。その答えは遺伝子にあります。

私たち人間の四肢である手足を形成している遺伝子が、実は生殖器の形成にも関わる遺伝子なのです。つまり、女性は男性のたくましい腕やふくらはぎ、指先の美しさを見て、男性の生殖器が健康かどうかを無意識にジャッジし、男性は女性のバランスのいい美脚を目で追い、自分の子孫を残しやすい子宮かどうかをジャッジしているのです。

さらに、女性のくびれに関しては、オランダのある人工授精クリニックの調査で、ヒップ1に対してくびれが0.7の比率が黄金比で、受胎率が一番高いということが分かりました。それればかりか、くびれが0.1比率上がるにつれて受胎率がなんと30％ずつ下がるという驚くべき結果も出ています。つまり、女性のくびれの細さは子宮の評価というのです。第一印象が見た目重視というのは、よりよい遺伝子を残そうと生殖活動する上で必要な情報であり、**スタイルアップは生殖戦争に打ち勝つための武器**になるということなのです。ですから、ダイエットと美容は人間が生殖活動を続ける限りなくならない課題なのです。

ちなみに東洋医学の世界では、髪の毛は腎、肌は肺に通じると考えられています。腎は生命力と生殖器の原動力、肺は免疫力に関わる重要な臓器です。私たち地球上の生き物は、よりよい遺伝子を残す行動を取るようにプログラムされていますので、免疫力、生殖器の強さというのも相手選び（もちろん無意識のうち）の重要なポイントになります。

ついでに、**恋愛の成功率が最も高いタイミングは出会ってから6か月以内**です。日々スタイルアップに勤しみオシャレに抜かりのないみなさん！　あれやこれやと足踏みしている間に恋愛の熱が鎮火していきます。決めたい時は半年以内に勝負しましょう！

「身なりは人を作る」
〜偽物はごまかしを加速させる

Part 2でお話しした、〝お気に入りの洋服は女性ホルモンの数値を上げる〟という話、そして、恋に踏み出すステップとして、第一印象の〝見た目〟が本能的に優先されるということは分かっていただけたと思います。次にその〝見た目〟に必要な〝身なり〟についても少し触れておきたいと思います。

仏教の世界では「信は荘厳《しょうごん》より生ず」という言葉があります。**人の信仰を集める、つまり、説得力において「見た目、身なり」は重要視される**ということです。日本でも人気の神社仏閣はどこも煌びやかでド派手ですよね。巨大な仏像、シルエットの美しい仏像も何百年も前から人々を魅了し続けています。

これは、身なりとして考えると私たち生活の中でも同じことです。

以前、ある取材で歌舞伎町のホストクラブとキャバクラのナンバーワンの方に何度かお話を伺ったのですが、どのお店のナンバーワンも、顔面指数だけでいうと、想像ほどではなく、他にもずっとイケメン、イケジョがいるのに？ という印象でした。さらに、おしゃべりもさほどうまいわけでもありません（どこまでも失礼ですね、すみません）。それにもかかわらず、神格化されるレベルで圧倒的な支持を得ていました。

水商売もタレント業なので、顔やおしゃべりが商売道具と思いきや、実はそうではない。みなさんに共通して印象的だったのは、自分の体型に合ったデザイン、自分を引き立てるファッションをよく理解して、ギラギラといやらしいのではなく、さりげなくブランド品を身に着けている方ばかりでした。

シンプルだけど明るくスタイルばっちりに見えるファッションを身にまとい、姿勢もいいので、どうしても目が行ってしまう。内側から輝きがあり、華があるとはこういうことなんだとつくづく感心し、まさに信は荘厳の世界だなと感じました。

「顔がいい人はいいよね」なんて、指をくわえて他人を見ている方がもしいらっしゃれば、美人かどうかよりも、自身の身なりを一度見直してみるとよいかもしれません。世界三大美女としても知られるクレオパトラも、実際のところ鼻が高かったこと以外実は美人である要素はなかったといいます。賢さと、美しい身なり、セクシーな香りの香油を身にまとっていたからこそ、時代を超えて尚、伝説的な美女として語り継がれているのです。

そしてもう一つ、身なりにおける人の心理にも触れておきましょう。

デューク大学教授で行動経済学者のダン・アリエリーとハーバード大学准教授のフランチェスカ・ジーノ、マイケル・ノートンが女子学生を対象に行った、身なりに影響される心理に関する面白い実験があります。

その実験とは、数十名の女子学生に、人気ブランド「Ｃｈｌｏé」のサングラスを配布し、三つのグループに分ける。一つのグループには、このＣｈｌｏéのサングラスは本物だと伝え、もう一つのグループには、本物そっくりの偽物だと伝える（実際は本物）。残りのグループには、本物か偽物かは伝えずにおく。次に、各グループの全員に、数字探しのテストを実施。制限時間後、どれくらい回答できたかをヒアリングするというものです。

結果は驚くべきものでした。人間とは、監視をしていないとどんなに善人でも必ず多かれ少なかれごまかしをする動物なのですが、なんと、本物のＣｈｌｏéを身に着けていた学生の30％が実際見つけた数より水増し申告、つまりごまかし申告をしていたのに対し、偽物のＣｈｌｏéを身に着けている（と思い込んでいる）学生は、71％も水増し申告をしていたのです。情報なしのもう一つのグループは、42％の学生がごまかし申告しましたが、回答を見ると本物を身に着けていたグループに近い結果でした。

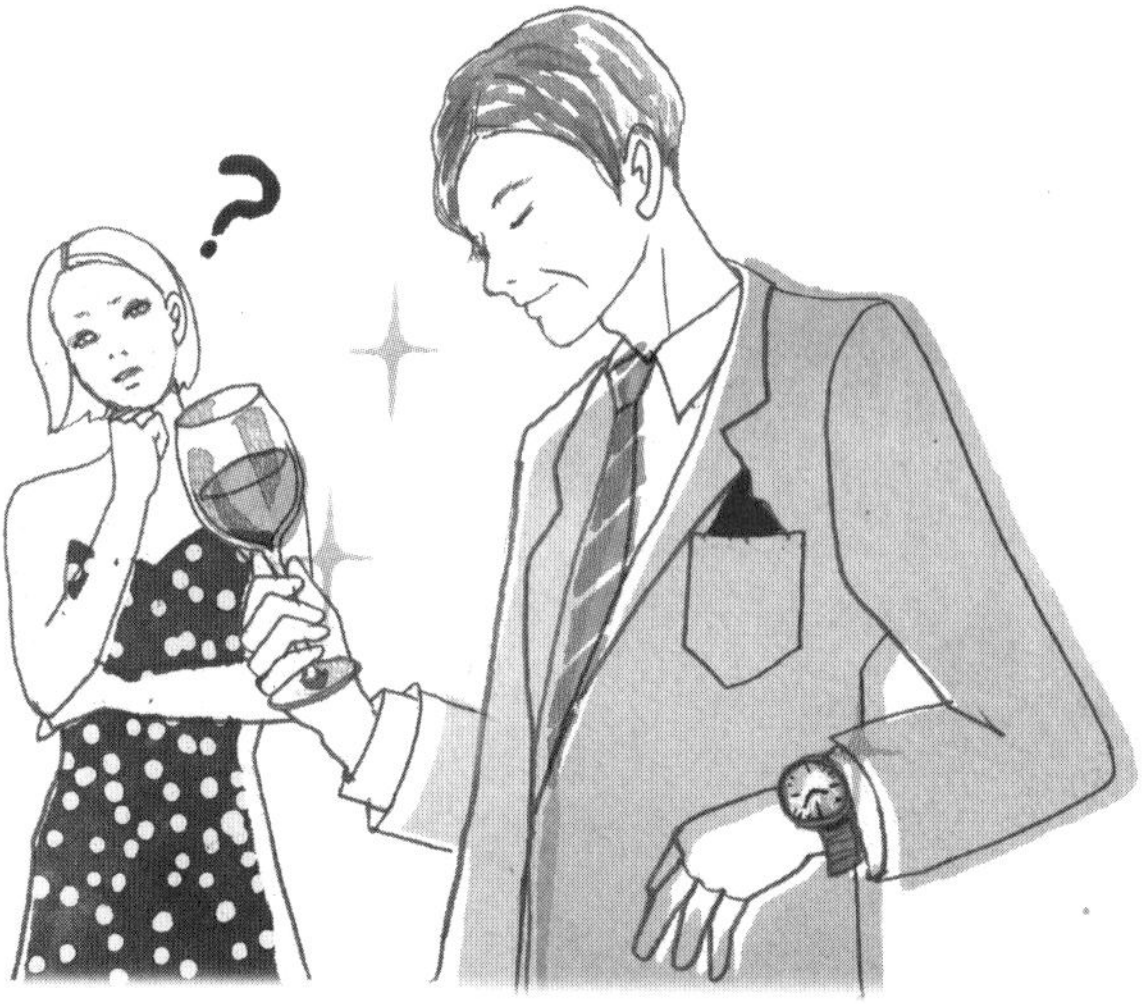

この実験結果から分かることは、本物を身に着けることによって道徳性が促されるのではなく、偽物だと分かっていて身に着けることによって不正行為に走りやすいということ。つまり、**偽物はごまかしを加速させる**のです。

近年ではすっかり出会いの主流になったマッチングアプリでの相手選びで、正直で素直な方とマッチングしたいと考えている方は、プロフィール写真がアプリ加工されていないか、偽物のブランドを身に着けている人ではないかをチェックするのも一つのカギになるかもしれませんね。

〝恋〟は生きる力になる

「先生やばーい！　B'zのコンサート、前から4列の神席だったんです！　次回のレッスンの時に聞いてくださーい！」というスーパーハイテンションのメッセージの数日後、いつもは身体がむくみやすい40代の生徒さんが、シュッとスリムになって現れました。

「今日は随分むくみが解消されてますけど、コンサートでよっぽど踊り狂ったんですか？」と尋ねると、特にそんなことはなく、間近に迫る憧れの稲葉さんを目に焼きつけるのに必死だったと言います。ただ目に焼きつけるだけではカロリーは消費しませんから、何か生活に変わったことがあったか重ねて尋ねると、コンサートのチケットが取れてからはオシャレに余念がなかったようです。コンサートに着て行く服をキレイに着こなしたいので、家でのセルフストレッチやヨガも倍増しで頑張ったのだとか。

本人曰く、「久々のナマ稲葉さんが楽しみ過ぎた上に神席で、女ホル（女性ホルモン）自家発電」だったそう。もしかしたら推しが自分を見てくれるかもしれないという思いが彼女のモチベーションを引き上げ、苦もなく身体が細くなり、女ホルを自家発電させたのかもしれません。しかも、この日のレッスンではいつもより汗の量が多い。明らかに筋力と代謝が上がっていることが分かりました。

心の持ちようによって人というのは簡単に変われる、体質すらも変えてしまうのです。

また別の日には、久々に会う50代の友人が、妙に肌ツヤ、髪ツヤがよく、なんだか所作まで妖艶になっていました。

「トリートメントした？　なんかあった？」と尋ねると、「んん、あっ、昨夜ね…」と恥ずかしそうにうつむく。遠距離恋愛中の恋人と久々にデートだったんだそうです。なんともまぁ分かりやすいこと！（笑）。

しかも彼は筋肉質のアスリートな上に、低音のイケボでイケメン。2か月ぶりに最高の愛のシャワーを浴びた彼女はたった1日で美肌、美髪イケガールに。女性の身体って本当に素直です。普段オーバーワークの彼女もすっかり癒されて、いつものどこか緊張した表情ではなく、鎧を脱いだ可愛らしい女性になっていました。〝肩の力を抜く〟と見た目の印象まで変えてしまうのです。

しかも、彼女はアスリートの彼のためにボディケアの資格まで取るほどの努力家です。愛の力を自分の人生の力に変えてしまうバイタリティの凄さはもちろんですが、大切な人のためになりたいという愛する想いが、結果としてキャリアを育て、生きる力を養っていっているのです。

いうまでもなく、愛とは生きる力になります。

愛は私たち人間すべての原動力になる偉大な存在です。

生きている限り、心のどこかにいつも小さな愛の華を咲かせ、幸せの連鎖を築いていけたら素敵ですね。

【参考文献】

・「人体大全　なぜ生まれ、死ぬその日まで無意識に動き続けられるのか」ビル・ブライソン著、新潮社

・「恋愛の科学　出会いと別れをめぐる心理学」越智啓太著、実務教育出版

・「ずる　嘘とごまかしの行動経済学」ダン・アリエリー著、櫻井祐子訳、早川書房

・「時計遺伝子　からだの中の「時間」の正体」岡村均著、講談社

・「遺伝子が解く！男の指のひみつ」竹内久美子著、文藝春秋

・「春画でたどる東海道五十三次　江戸の宿場の「性」模様」永井義男著、河出書房新社

・「色道諸分　難波鉦　遊女評判記」酉水庵無底居士作、中野三敏校注、岩波書店

おわりに〜

奥歯の食いしばり

50代に入ると、キャリアを積んできた方にとってはいよいよ定年退職をリアルに感じてくる頃です。主婦の方は夫の退職や子どもたちの自立など、生活環境が大きく変わってきます。いずれにしても、「人生の後半をどう生きるか」という大きなテーマが浮かぶ頃かと思います。

日々、みなさんのお身体に触れていると、ほとんどの方が首から腰にかけて背中全体に鉄板が入っているかのようにかたく張っています。これは、何かしらの体調不良を訴える方全員にある症状で、このほとんどが、奥歯の食いしばりによるものです。みなさんのかたくなった背中に触れる度、歯を食いしばりながら気を張って生きているのだと伝わってきます。

歯を食いしばる人生というのも尊いのですが、疲れている時には自身を無視せずに休んでほしいとお伝えしています。みなさん、リラックスをするのが本当に苦手なのです。

私たち人間は、集団行動で社会性を保つ動物です。ましてや日本はルール大国ですので世間体や人の目も気になりますから常にどこか緊張しながら生活をしています。

しかし、残念ながら人間というのはさほど他人に興味がないものです。もちろん他人からの評価はつきものですが、人間というのは一番興味が向くのは自分自身のことです。

他人との比較や評価、〝みんなと同じ〟から逸脱したとしても、人生が狂うことはありません。ずっと我慢をして歯を食いしばって、生きたいように生きられないことの方がよほど辛いことです。

自分の人生は自分のものです。
家族のものでも恋人のものでもありません。
あなた自身のものです。
自分を大切にできる人は、他人様にも優しく接することができます。
そういう心を自分で育ててきているからです。
どうかみなさん、ご自身と向き合い、ご自身を大切にしてください。
死ぬまでつき合っていかなければならない身体と心です。

そして私たちのこの身体には、何万年も前から先祖がたどってきた記録が残されています。大切な宝物ですので、大事に大事に磨いていってください。

身体を磨くということは、心を磨くということです。様々な経験を経て心身を磨く度に、心に華が咲いていきます。個性あるあなただけの輝く華です。

あなたの人生に文句を言う権利のある人なんてひとりもいません。

今まで歩んできた一歩一歩を、自信をもってこの先も進んでいってください。

そんなみなさんを、私は心から応援したいです。


今回、お声がけくださった編集者の彦田さん。同世代の私たちだからこそみなさんに届くものがあると信じております。

この度は機会をいただき、ありがとうございました。改めて感謝申し上げます。

日本女性ヘルスケア協会長
鈴木まり

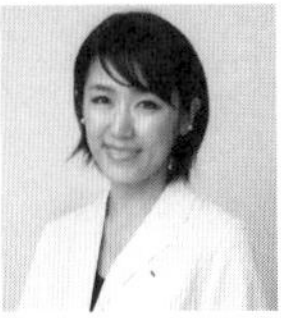

鈴木まり

日本女性ヘルスケア協会長。アーユルヴェーダサロン ROSA 代表。国際薬膳師 / 中医薬膳師。JOHORETCH（ジョホレッチ）® 開発者。日本アーユルヴェーダ学会員 / 国際浮世絵学会員。アーユルヴェーダマイスター（日本セラピスト＆マイスター協会認定）。心のカウンセラー。大学では心理学を専攻。専門学校では福祉心理学、医療福祉を学ぶ。卒業後は在宅介護会社に勤務。その後、ホルモンバランスが不安定だった自身の体質改善をするべく、世界各国を訪れてはハーブや食事療法など各国の民間療法を学び研究を行う。訪れた国は 30 か国以上。これまで 1 万名以上の心身のケアに従事し、リピーター率は 80% を超える。現在は各企業で従業員の為のヘルスケアコンサルタントも行う傍ら、書籍やコラム執筆も精力的に行う。著書『48 手ヨガ』（駒草出版）が大きな話題に。

アーユルヴェーダサロン ROSA 王子神谷
https://www.ayur-rosa.com/
ジョホレッチスタジオ六本木
https://www.johoretch.com/
ホルモンバランス管理アプリ 「女ホルン」

スタッフ：デザイン　加藤京子（Sidekick）　**イラスト**　オカダミカ

更年期で人生を好転させる
体と心のセルフマネジメント

2023 年 8 月 1 日　第 1 刷発行

著者　鈴木まり
発行人　土屋 徹
編集人　滝口勝弘
編集　彦田恵理子

発行所　株式会社Gakken
〒 141-8416　東京都品川区西五反田 2-11-8
印刷所　大日本印刷株式会社
DTP　株式会社グレン

[**この本に関する各種お問い合わせ先**]
本の内容については、下記サイトのお問い合わせフォームよりお願いします。
https://www.corp-gakken.co.jp/contact/
在庫については　TEL:03-6431-1250（販売部）
不良品（落丁、乱丁）については　TEL:0570-000577
学研業務センター　〒 354-0045　埼玉県入間郡三芳町上富 279-1
上記以外のお問い合わせは　TEL:0570-056-710（学研グループ総合案内）